Lo que debe leer

antes de convertirse

en

Auxiliar de enfermería

en Urología

MARTIN STERLING

Índice

Capítulo 3: Tratamiento diario del paciente urológico

Conclusión: El futuro de la auxiliar de enfermería en urología

« En urología, es sencillo: cuando gotea, es buena señal...
¡excepto cuando no debería! »

Capítulo 1

Introducción al papel del auxiliar de enfermería en urología

1. Principales tareas de un auxiliar de enfermería

○ Acompañamiento de pacientes en el hospital

El acompañamiento de los pacientes en el hospital, en particular en un servicio de urología, es un aspecto fundamental de la función del auxiliar de enfermería. No se trata simplemente de proporcionar cuidados técnicos, sino de ofrecer una atención global, humana y adaptada a las necesidades individuales de cada paciente. El auxiliar de cuidados es a menudo la primera persona con la que el paciente entra en contacto, y desempeña un papel clave durante toda la estancia del paciente. Esta relación comienza en el momento del ingreso y continúa hasta el alta, creando un vínculo de confianza esencial para la calidad de la asistencia.

En urología, los pacientes pueden encontrarse en situaciones de malestar físico o psicológico, ya que las patologías vinculadas a esta especialidad afectan a menudo a zonas íntimas y sensibles. El pudor, la vergüenza y a veces la ansiedad son emociones frecuentes que el auxiliar de enfermería debe aprender a reconocer y calmar. Mediante una escucha atenta y una comunicación adecuada, el auxiliar de enfermería contribuye a reducir la aprensión del paciente ante los tratamientos o procedimientos.

El apoyo comienza en la recepción, donde el auxiliar de enfermería se toma el tiempo necesario para explicar los procedimientos, orientar al paciente en el hospital y asegurarse de que comprende lo que va a suceder. Esta fase inicial es esencial para reducir la ansiedad, sobre todo en un servicio como el de urología, donde las exploraciones (cistoscopia, sondaje urinario) y los procedimientos pueden percibirse como intrusivos. La actitud atenta y tranquilizadora del auxiliar de enfermería se convierte en el punto de referencia del paciente.

A lo largo de la estancia hospitalaria, el auxiliar de enfermería debe garantizar la creación de un entorno propicio para la recuperación, tanto física como emocional. Garantizan que se satisfagan las necesidades básicas, como la higiene, la comodidad y la nutrición, teniendo en cuenta al mismo tiempo la naturaleza específica de la afección urológica del paciente. Por ejemplo, en el caso de un paciente operado de próstata, el asistente deberá prestar especial atención a la gestión del drenaje urinario, al tiempo que explica al paciente las etapas de su recuperación. El paciente debe comprender que su recuperación depende en parte de su participación activa en los cuidados, y el asistente sanitario está ahí para animarle, informarle y responder a sus preguntas.

El auxiliar de enfermería también desempeña un papel esencial en el apoyo psicológico al paciente. En urología, ciertas patologías como la incontinencia o la disfunción eréctil pueden afectar a la autoestima y a la calidad de vida. La escucha activa y la discreción del auxiliar de enfermería permiten al paciente expresarse libremente, sin juzgarle. Esta relación de confianza es vital, ya que favorece un mayor cumplimiento de los cuidados y una mejor colaboración entre el paciente y el personal médico.

Por último, el apoyo no termina cuando el paciente abandona el hospital. El auxiliar de enfermería prepara al paciente para su vuelta a casa asegurándose de que comprende las instrucciones posteriores a la hospitalización: cómo gestionar los cuidados en casa, cómo utilizar el material específico (sondas urinarias, bolsas de drenaje) y los signos de alarma que deben motivar una consulta. El auxiliar de enfermería se convierte así en un pilar no sólo de los cuidados médicos, sino también del bienestar general del paciente durante toda la estancia hospitalaria.

Este apoyo holístico, basado en la escucha, la proximidad y el respeto, convierte al auxiliar de enfermería en un actor indispensable de los cuidados urológicos, contribuyendo a humanizar la asistencia en un entorno técnico que a veces se percibe como frío.

○ Trabajar con el equipo multidisciplinar

La colaboración con el equipo multidisciplinar es una de las piedras angulares del trabajo del auxiliar de enfermería de urología. El servicio de urología es un entorno complejo, en el que los pacientes requieren a menudo cuidados variados, técnicos y personalizados, en los que intervienen numerosos profesionales de la salud. El auxiliar de enfermería desempeña un papel esencial para garantizar la fluidez de los cuidados, convirtiéndose en un miembro de pleno derecho del equipo y garantizando una coordinación eficaz entre los distintos miembros. Esta colaboración va mucho más allá de la mera realización de tareas, e implica una verdadera comunicación, una adaptación constante a las necesidades del paciente y una anticipación de las acciones futuras.

El equipo multidisciplinar de urología suele estar formado por urólogos, cirujanos, enfermeros, fisioterapeutas, anestesistas, psicólogos y, en ocasiones, oncólogos, en función de las patologías tratadas. Cada profesional aporta su experiencia específica para garantizar una atención integral al paciente. El auxiliar de enfermería, aunque a menudo se percibe como un operario, es de hecho un actor central en esta dinámica. Actúa como enlace entre los distintos profesionales, trabaja estrechamente con el paciente a diario y observa los cambios en su estado.

La comunicación es uno de los aspectos clave de esta colaboración. El auxiliar de enfermería transmite información esencial sobre el estado físico y emocional del paciente. Por ejemplo, si un paciente muestra signos de malestar, una complicación postoperatoria o un cambio de comportamiento, el cuidador informa inmediatamente al enfermero o médico responsable, lo que permite una intervención rápida y adecuada. Esta función de alerta precoz es crucial, ya que el cuidador suele ser la persona que más tiempo pasa junto a la cama del paciente y puede detectar signos sutiles de deterioro antes de que se vuelvan críticos.

Además, el auxiliar de enfermería colabora estrechamente con los enfermeros en la realización de cuidados técnicos. En urología, esto incluye tareas como el manejo de sondas urinarias, el control de drenajes y la asistencia en determinados procedimientos médicos. Además de dominar estas tareas, el auxiliar de enfermería debe ser capaz de adaptarse a las necesidades específicas del paciente, de acuerdo con las instrucciones dadas por el equipo médico. Por lo tanto, una buena colaboración depende de la confianza mutua, el respeto de las competencias de cada uno y una comunicación clara y regular.

Durante la operación, el auxiliar de enfermería también desempeña un papel indirecto en la preparación del paciente, asegurándose de que se siguen los protocolos preoperatorios (limpieza antiséptica, administración de la medicación prescrita) y ocupándose del bienestar emocional del paciente antes de la operación. Tras la operación, desempeñan un papel activo en el seguimiento postoperatorio, ayudando a la enfermera en el tratamiento del dolor, el control de las constantes vitales y la movilización precoz del paciente. El auxiliar de enfermería se convierte en un enlace esencial entre el quirófano, las enfermeras de planta y el paciente.

La colaboración con los fisioterapeutas también es frecuente en el servicio de urología, sobre todo en el caso de los pacientes sometidos a operaciones que afectan a la movilidad o que requieren una reeducación del suelo pélvico. El auxiliar de enfermería suele preparar a los pacientes para las sesiones de fisioterapia, les ayuda a instalarse y se asegura de que estén en las mejores condiciones posibles para seguir su tratamiento. También desempeñan un papel importante en el seguimiento de la evolución del paciente y en la comunicación de esta información a los fisioterapeutas.

Además de la atención física, el equipo multidisciplinar de urología también incluye profesionales de la salud mental, como psicólogos y psiquiatras. Ciertas afecciones urológicas, como los problemas de incontinencia o el cáncer de próstata, pueden tener un impacto emocional considerable en los pacientes. Por su contacto habitual con los pacientes, los auxiliares de enfermería suelen estar en primera línea para detectar signos de malestar psicológico. En colaboración con los psicólogos, pueden ayudar a identificar las necesidades de apoyo emocional y aplicar estrategias para mejorar el bienestar del paciente.

○   Cuidados básicos y gestión del confort

La gestión de los cuidados básicos y del confort es una parte esencial del trabajo del auxiliar de enfermería de urología, ya que constituye la base misma de la atención diaria al paciente. En este departamento, los cuidados no se limitan a procedimientos médicos técnicos o intervenciones quirúrgicas, sino que abarcan todas las acciones destinadas a garantizar el bienestar, la dignidad y el confort de los pacientes. Estos cuidados son esenciales para mantener una buena calidad de vida, prevenir complicaciones y favorecer la recuperación, en particular de los pacientes hospitalizados y postoperados.

El auxiliar de cuidados empieza cada día evaluando las necesidades básicas de cada paciente. Estas necesidades incluyen la higiene personal, la nutrición, el confort físico y el mantenimiento de la movilidad. En urología, la higiene es primordial, ya que las patologías tratadas afectan directamente a las vías urinarias, una zona sensible a las infecciones. Por ello, el auxiliar de enfermería es el responsable del aseo de los pacientes, cuidando el cumplimiento de los protocolos de asepsia, especialmente en pacientes portadores de sondas o drenajes urinarios. Un aseo cuidadoso no sólo ayuda a prevenir infecciones, sino que también garantiza el confort físico del paciente, haciéndole sentir limpio y cómodo.

Como parte de sus tareas de higiene, los auxiliares sanitarios también son responsables de los cuidados íntimos, como el cambio de pañales para la incontinencia o el mantenimiento de sondas. Este tipo de cuidados requiere una gran delicadeza, ya que afecta a la dignidad del paciente. El auxiliar de enfermería debe mostrar respeto, capacidad de escucha y empatía para tranquilizar al paciente, al tiempo que mantiene un alto nivel de conocimientos técnicos para evitar cualquier complicación. La discreción y la profesionalidad son esenciales en estos momentos íntimos, en los que la relación cuidador-paciente se basa en la confianza mutua.

La comodidad del paciente no se limita a la higiene personal. El auxiliar de cuidados también debe asegurarse de que el paciente esté cómodo en la cama o en una silla, ajustando los cojines, asegurándose de que el cuerpo esté en la posición correcta para evitar escaras y facilitando los cambios regulares de posición. En urología, algunas operaciones, como la prostatectomía o la cirugía renal, pueden conllevar periodos prolongados de inmovilización. Por lo tanto, es crucial mantener una vigilancia constante sobre la piel, garantizar una movilización suave de las extremidades y prevenir las complicaciones asociadas al reposo en cama, como las escaras o la trombosis.

El auxiliar de enfermería también desempeña un papel clave en la gestión del dolor y el confort postoperatorios. Puede que tengan que vigilar el dolor del paciente, adaptar el entorno a las necesidades del paciente (luz, temperatura, posición en la cama) y colaborar con la enfermera en la administración de analgésicos. El confort es un aspecto clave de la convalecencia, y un paciente que se siente cómodo en su entorno se recupera más rápidamente.

La nutrición es otro ámbito en el que el auxiliar de enfermería está plenamente implicado. En función de las prescripciones médicas, pueden encargarse de distribuir las comidas, pero también de ayudar a los pacientes que tienen dificultades para alimentarse por sí mismos, sobre todo después de una intervención quirúrgica o en casos de debilidad física. Una buena nutrición es esencial para la recuperación, y el auxiliar de enfermería vela por que el paciente esté bien hidratado y nutrido, respetando las dietas específicas (dieta sin sal, dieta de agua, etc.) prescritas para las patologías urológicas.

Además de los cuidados físicos, el auxiliar de enfermería debe estar atento al confort psicológico del paciente. Un paciente que se siente bien atendido, escuchado y respetado pasa mejor su estancia en el hospital. Con su presencia diaria, los cuidadores son a menudo las personas a las que los pacientes confían, compartiendo sus miedos y dudas. Pueden desempeñar un papel tranquilizador respondiendo a preguntas, explicando los cuidados y proporcionando una presencia tranquilizadora, especialmente en momentos difíciles como antes de una intervención quirúrgica o durante un dolor intenso.

Gestionar los cuidados básicos y el confort no consiste sólo en satisfacer las necesidades inmediatas. También implica prever las necesidades futuras del paciente. Esto puede implicar un seguimiento cuidadoso del estado general del paciente, una evaluación continua de sus necesidades en materia de higiene, movilidad y nutrición, así como una comunicación constante con el equipo asistencial para adaptar los cuidados si es necesario. Esta anticipación ayuda a evitar complicaciones, mantener un alto nivel de confort y garantizar que los pacientes puedan vivir su estancia en el hospital con la mayor serenidad posible.

2. Particularidades del servicio de urología

◦ Presentación de patologías comunes (infecciones urinarias, cáncer de próstata, litiasis urinaria, etc.).

La presentación de patologías comunes en urología es un paso crucial para comprender la diversidad de afecciones a las que se enfrentan a diario los asistentes sanitarios. El departamento de urología trata una amplia gama de afecciones, desde infecciones benignas hasta cánceres graves y trastornos funcionales de las vías urinarias. Las tres categorías principales de patologías son las infecciones del tracto urinario, el cáncer de próstata y la litiasis urinaria, cada una con sus propios requisitos específicos de gestión y atención.

Las infecciones del tracto urinario (ITU) son una de las afecciones más frecuentes en urología, y afectan tanto a hombres como a mujeres, aunque éstas suelen verse más afectadas. Son el

24

resultado de una proliferación de bacterias en el sistema urinario, y pueden manifestarse a distintos niveles: desde la vejiga (cistitis) hasta los riñones (pielonefritis). Los síntomas típicos son dolor al orinar (ardor), micción frecuente y, a veces, dolor lumbar, así como fiebre en caso de infección renal. Para el auxiliar de enfermería, la gestión de las infecciones urinarias implica un seguimiento cuidadoso del estado del paciente, en particular mediante el control de la orina (presencia de sangre, coloración anormal) y asegurándose de que el paciente sigue las instrucciones de hidratación y tratamiento antibiótico prescritas. Es esencial mantener una higiene rigurosa para evitar las recidivas, sobre todo en pacientes con sondas urinarias, que están más expuestos a estas infecciones.

Otro ámbito importante de la urología se refiere a **los cánceres**, y más concretamente **al cáncer de próstata**, que es uno de los más frecuentemente diagnosticados en los hombres, sobre todo después de los 50 años. La próstata, una pequeña glándula situada debajo de la vejiga, puede desarrollar tumores cancerosos que, si no se detectan y tratan a tiempo, pueden extenderse al resto del cuerpo. Los síntomas del cáncer de próstata pueden ser discretos en las primeras fases, pero a medida que la enfermedad avanza incluyen dificultad para orinar, sensación de no vaciar completamente la vejiga y, a veces, dolor en la parte baja de la espalda o la pelvis. El cribado suele basarse en una prueba del antígeno prostático específico (PSA) y un tacto rectal, seguidos de una biopsia para confirmar el diagnóstico. Los cuidadores desempeñan un papel vital en el cuidado de los pacientes con cáncer de próstata, tanto física como emocionalmente. Acompañan al paciente en todas las fases del tratamiento, ya sea cirugía (prostatectomía), radioterapia o quimioterapia, realizando un riguroso seguimiento postoperatorio y asegurándose de que el paciente conserve el máximo confort y dignidad. La escucha y la empatía son cruciales, ya que el diagnóstico de cáncer puede generar ansiedades profundas relacionadas con la propia enfermedad, pero también con los tratamientos, que pueden repercutir en la calidad de vida (incontinencia, disfunción eréctil).

La litiasis urinaria, también conocida como cálculos renales, es otra patología frecuente en el servicio de urología. Los cálculos son cristales duros que se forman en los riñones o la vejiga y pueden causar un dolor intenso cuando obstruyen las vías urinarias. El dolor, a menudo descrito como uno de los más intensos por los pacientes, se localiza en la parte baja de la espalda y puede irradiarse al abdomen o la ingle. Suele ir acompañado de náuseas y vómitos. Las causas de los cálculos son múltiples: hidratación insuficiente, dieta rica en sal o proteínas y antecedentes familiares. El tratamiento de los cálculos puede ir desde la administración de medicamentos para facilitar su expulsión hasta procedimientos más invasivos, como la litotricia extracorpórea, que consiste en romper los cálculos mediante ondas de choque, o la cirugía en los casos más graves. El auxiliar de enfermería desempeña un papel fundamental en el seguimiento de los pacientes con litiasis, asegurándose de que estén correctamente hidratados, ayudándoles a controlar el dolor y supervisando la expulsión de los cálculos, un momento a menudo temido pero necesario para la recuperación.

Además de estas patologías principales, la urología también trata otras afecciones comunes como **la incontinencia urinaria**, que puede estar relacionada con la edad, traumatismos o determinadas intervenciones quirúrgicas, así como trastornos funcionales como la **disuria** (dificultad para orinar) y la **hiperplasia prostática benigna** (agrandamiento de la glándula prostática sin ser canceroso). Estas afecciones, aunque a menudo se perciben como benignas, pueden tener un impacto considerable en la calidad de vida de los pacientes, por lo que requieren una atención especial por parte de los cuidadores.

   ◦   Diferencias entre los servicios de urología, cirugía, oncología y cuidados paliativos

La diferencia entre los servicios de urología, cirugía, oncología y cuidados paliativos es esencial para comprender el itinerario asistencial del paciente y el papel específico que desempeña el auxiliar asistencial en cada uno de estos entornos. Cada uno de estos servicios tiene sus propias particularidades, métodos operativos y tipos de cuidados, pero a menudo se complementan en el tratamiento de los pacientes con patologías urológicas.

El **Departamento de Urología** está especializado en el diagnóstico y tratamiento de trastornos relacionados con el aparato urinario y genital masculino. El departamento trata una amplia gama de afecciones, como infecciones del tracto urinario, cálculos renales, incontinencia y cánceres de próstata, vejiga o riñón. La urología combina tratamientos médicos y quirúrgicos, y los pacientes son atendidos en consultas, procedimientos menores (como la cistoscopia) u hospitalización para cuidados más complejos. Los auxiliares de enfermería de urología están en el centro de la gestión diaria de los cuidados: garantizan la comodidad del paciente, controlan los dispositivos médicos (sondas, drenajes) y desempeñan un papel activo en la prevención de infecciones, un tema clave en este departamento. En urología, la estrecha relación con los pacientes es esencial, ya que pueden enfrentarse a patologías que afectan a zonas íntimas, lo que requiere una gran sensibilidad y un profundo respeto por el pudor.

El **departamento de cirugía** se centra en las intervenciones quirúrgicas que pueden requerir las enfermedades urológicas, pero también en muchos otros campos médicos. En urología, la cirugía se utiliza para tratar patologías como el cáncer de próstata y los tumores renales, o para eliminar cálculos urinarios refractarios al tratamiento farmacológico. Los pacientes acuden a este departamento para someterse a procedimientos que pueden ser mayores, como la prostatectomía radical, o menos invasivos, como la litotricia por ondas de choque. En este contexto, el auxiliar de enfermería ayuda a preparar al paciente antes de la operación (higiene preoperatoria, gestión del estrés) y, a continuación, realiza un estrecho seguimiento postoperatorio. El tratamiento del dolor, la movilización precoz y el seguimiento de la cicatriz forman parte de su papel. El servicio quirúrgico es, por tanto, un entorno en el que se requiere una vigilancia constante, ya que los pacientes pueden sufrir complicaciones postoperatorias y es crucial intervenir rápidamente en caso de problema.

El **departamento de oncología** se dedica más específicamente al tratamiento de los cánceres, incluidos los urológicos, como los de próstata, vejiga o riñones. A diferencia del servicio de cirugía, la oncología se centra principalmente en el tratamiento mediante quimioterapia, radioterapia o inmunoterapia, cuyo objetivo es destruir las células cancerosas. Los pacientes oncológicos pueden ser controlados a largo plazo, y el auxiliar de enfermería desempeña un papel esencial en su apoyo. Los tratamientos oncológicos son a menudo pesados y agotadores, y provocan importantes efectos secundarios como fatiga, náuseas, dolor y bajo estado de ánimo. Los auxiliares de enfermería garantizan el confort físico de los pacientes, pero también les proporcionan apoyo psicológico. Actúan como punto de referencia en un viaje a menudo largo y difícil, ayudando a los pacientes a superar los momentos de desánimo. La oncología es un departamento en el que la dimensión humana y la empatía son especialmente importantes, ya que los pacientes se someten a pruebas no sólo físicas, sino también emocionales.

Por último, el **servicio de cuidados paliativos** se dedica a los pacientes en fase terminal de su enfermedad, cuando los tratamientos curativos ya no son eficaces y el objetivo pasa a ser aliviar el dolor y mejorar la calidad de vida. En urología, los pacientes con cánceres avanzados, sobre todo de próstata o vejiga, pueden ser transferidos a cuidados paliativos si la enfermedad progresa a pesar del tratamiento. El papel del asistente asistencial en este departamento es, ante todo, garantizar que los pacientes se sientan cómodos y apoyarles con dignidad hasta el final de sus vidas. Esto implica una atención integral: tratamiento del dolor, apoyo psicológico, cuidados de confort (aseo, alimentación), así como una presencia atenta y cariñosa. Los auxiliares de cuidados paliativos también deben ser capaces de apoyar a los familiares, que a menudo están muy presentes en este departamento, informándoles y acompañándoles en esta difícil etapa. Aquí, más que en ningún otro departamento, la dimensión humana prevalece sobre la técnica, y el asistente de cuidados debe mostrar una gran compasión y un respeto absoluto por los deseos y necesidades del paciente.

3. El papel esencial del asistente en el proceso asistencial

◦ La importancia de la escucha y la empatía

No se puede sobrestimar la importancia de la escucha y la empatía en el trabajo de un auxiliar de enfermería, especialmente en un departamento tan sensible como el de urología. Estas cualidades están en la base de una atención al paciente eficaz, humana y respetuosa. La urología trata patologías que muy a menudo tocan la intimidad y la dignidad de las personas. En este contexto, la escucha y la empatía contribuyen a crear un vínculo de confianza entre el cuidador y el paciente, a reducir la ansiedad y a mejorar el cumplimiento de los cuidados.

Escuchar, en este contexto, no se limita a oír lo que el paciente tiene que decir. Implica prestar atención activa a lo que el paciente expresa, ya sea verbalmente o a través del lenguaje corporal. Muchos pacientes son reacios a compartir algunas de sus preocupaciones, sobre todo cuando se trata de problemas íntimos como la incontinencia, las dificultades eréctiles o el dolor al orinar. Por ello, los cuidadores deben ser capaces de descifrar los signos no verbales - incomodidad en la postura, mirada huidiza, expresión de malestar - para poder abordar estos temas delicados sin forzar la conversación, pero dejando al paciente el espacio que necesita para expresarse. Esta capacidad para detectar signos sutiles de preocupación o malestar suele ser crucial para el bicnestar del paciente.

La empatía, por su parte, va más allá de una simple comprensión intelectual del sufrimiento del paciente. Es la capacidad de ponerse en el lugar del otro, de sentir por lo que está pasando y de adaptar el propio comportamiento en consecuencia. En urología, donde los pacientes pueden sentirse avergonzados o frustrados por su enfermedad, la empatía permite al asistente sanitario crear un entorno en el que el paciente se siente respetado y comprendido, incluso en momentos de gran vulnerabilidad. Por ejemplo, cuando un paciente tiene que ser sondado o sometido a exámenes intrusivos, la forma en que el asistente aborda estos momentos, con dulzura y empatía, puede transformar una experiencia estresante en una interacción más llevadera e incluso tranquilizadora.

Un paciente que se siente escuchado y tenido en cuenta, no sólo en lo que respecta a sus necesidades físicas sino también a sus emociones, tiene más probabilidades de cooperar y aceptar los cuidados que se le ofrecen. La empatía también permite a los cuidadores adaptar sus cuidados a las necesidades y emociones específicas de cada paciente. Por ejemplo, un paciente que se enfrenta a un diagnóstico de cáncer de próstata puede expresar temores no sólo por su salud inmediata, sino también por el impacto de la enfermedad en su vida personal e íntima. Al dedicar tiempo a escuchar estas preocupaciones y responder con empatía, el cuidador proporciona un apoyo emocional esencial para ayudar al paciente a gestionar la situación de forma más eficaz.

La escucha y la empatía también son esenciales para gestionar las relaciones con las familias. Los familiares de los pacientes también pueden sentirse molestos, preocupados o a veces frustrados por la situación. Escuchando sus preocupaciones y mostrando empatía, los asistentes sanitarios pueden ayudar a aliviar tensiones y aclarar ciertos malentendidos. Apoyar a las familias, sobre todo en situaciones de final de vida o enfermedades graves, es un componente clave de la asistencia. Las familias, al igual que los pacientes, necesitan sentir que se les escucha y que se tienen en cuenta sus sentimientos. Una palabra amable, un gesto de ánimo o simplemente un oído comprensivo pueden marcar una diferencia significativa para los familiares, que a menudo se sienten impotentes ante la enfermedad.

La empatía también permite a los auxiliares de cuidados gestionar situaciones emocionalmente difíciles. En urología, algunas operaciones o tratamientos pueden dejar secuelas que afectan profundamente a la imagen que el paciente tiene de sí mismo. Un hombre que sufre incontinencia tras una operación, o que ha perdido ciertas funciones eréctiles, puede sentir una profunda angustia. Mostrando empatía, el cuidador puede ayudar a estos pacientes a no sentirse reducidos a sus síntomas o a su enfermedad, sino a verse como individuos por derecho propio, con emociones y necesidades complejas.

○ Interfaz entre el paciente y el equipo médico

El auxiliar de enfermería desempeña un papel clave como interfaz entre el paciente y el equipo médico. Este papel es a menudo invisible pero fundamental, ya que asegura una comunicación fluida y eficaz, al tiempo que garantiza que las necesidades del paciente se transmiten correctamente a los profesionales sanitarios. Este puesto de intermediario requiere no sólo un dominio técnico de los cuidados, sino también una gran capacidad de escucha, observación y comunicación.

Los pacientes, sobre todo en un servicio como el de urologíaen , el que las patologías afectan a la intimidad y la dignidad, pueden ser reacios a expresar sus preocupaciones o molestias directamente a un médico o enfermero. El auxiliar de enfermería, por su proximidad diaria al paciente, se convierte a menudo en la primera persona a la que el paciente confía. Ya se trate de síntomas molestos, dolor, preocupaciones sobre un tratamiento o simplemente la necesidad de más información, el paciente suele encontrar en el auxiliar un oído atento. Este vínculo de confianza permite al cuidador recoger información valiosa que, de otro modo, podría escapar al equipo médico. Su papel es transmitir esta información de forma clara y precisa, para que el médico o la enfermera puedan adaptar los cuidados del paciente en consecuencia.

La transmisión de información exige un gran rigor. El auxiliar de enfermería debe ser capaz de describir objetivamente el estado del paciente: evolución de los signos clínicos, observación de los cambios de comportamiento, reacciones a los tratamientos o intervenciones, etc. Estas observaciones, aunque parezcan anecdóticas a primera vista, son a menudo decisivas para ajustar el tratamiento. Estas observaciones, aunque parezcan anecdóticas a primera vista, son a menudo decisivas para ajustar el tratamiento. Por ejemplo, un paciente que de repente se muestra más tranquilo o irritable podría estar ocultando un dolor o malestar. Si el asistente capta esta información y la transmite a la enfermera o al médico, puede llevar a reevaluar el tratamiento del dolor o a realizar pruebas adicionales para detectar una complicación. Es esta vigilancia constante, combinada con la capacidad de comunicación, lo que convierte al auxiliar de enfermería en una pieza clave de la asistencia médica.

Por otra parte, el auxiliar asistencial también es responsable de transmitir al paciente las instrucciones del equipo médico. Esto puede incluir instrucciones sobre cuidados postoperatorios, el manejo de dispositivos médicos (como sondas urinarias) o recomendaciones para la recuperación en casa. El asistente debe asegurarse de que el paciente ha entendido estas instrucciones, volver a explicárselas si es necesario y, sobre todo, adaptarlas al idioma del paciente. Se trata de una tarea crucial, ya que a veces la información médica puede ser compleja o estar formulada de forma demasiado técnica. Al estar cerca del paciente, los asistentes sanitarios pueden personalizar lo que dicen para que los pacientes se sientan seguros y entiendan claramente lo que se espera de ellos.

Este papel de interfaz también se expresa en la forma en que los pacientes gestionan sus emociones cuando se enfrentan a decisiones médicas. Cuando un médico anuncia un diagnóstico difícil o prescribe un tratamiento complejo, el paciente puede sentirse abrumado o ansioso. El auxiliar de enfermería, como interlocutor de confianza, puede desempeñar un papel mediador. A menudo son ellos quienes escuchan las reacciones iniciales del paciente, sus dudas, temores y malentendidos. Al escuchar atentamente estas emociones, el auxiliar de enfermería es capaz de transmitir estas cuestiones a los médicos o enfermeros, al tiempo que tranquiliza al paciente y le ayuda a comprender mejor la situación. Este diálogo constante entre el paciente y el equipo médico, facilitado por el cuidador, garantiza que el paciente nunca se sienta abandonado o ignorado en sus cuidados.

El papel de interfaz también adquiere todo su significado en la coordinación de la asistencia. Los asistentes sanitarios colaboran estrechamente con todos los profesionales sanitarios, incluidos enfermeros, médicos, fisioterapeutas y especialistas. Cuando un paciente tiene que pasar de un servicio a otro (por ejemplo, de urología a cirugía para una operación), el auxiliar asistencial se asegura de que la información importante sobre el estado del paciente se transmita correctamente y de que se garantice la continuidad de la asistencia. También se asegura de que el paciente esté bien preparado, física y mentalmente, en todo momento, que entienda lo que va a ocurrir y que reciba una atención óptima.

Capítulo 2

Anatomía y patologías urológicas

1. **Anatomía básica**
   ◦ Sistema urinario masculino y femenino

El aparato urinario, tanto en el hombre como en la mujer, desempeña un papel fundamental en la eliminación de los desechos del organismo, la filtración de la sangre y la excreción de toxinas en forma de orina. Aunque la estructura y la función de este aparato son muy similares en ambos sexos, existen diferencias anatómicas que influyen en la forma en que se manifiestan y se tratan determinadas patologías. Comprender estas diferencias es esencial para el tratamiento adecuado de los pacientes, especialmente en la atención urológica.

El aparato urinario masculino está formado por los riñones, los uréteres, la vejiga y la uretra. Los **riñones** son dos órganos con forma de judía situados a ambos lados de la columna vertebral, cuya función principal es filtrar la sangre para eliminar los desechos y el exceso de agua, formando la orina. Esta orina se transporta a la **vejiga** a través de los **uréteres**, dos finos conductos que conectan los riñones con la vejiga. La vejiga es un órgano muscular que actúa como depósito de la orina hasta su evacuación.

En los hombres, la uretra, que transporta la orina desde la vejiga hasta el exterior del cuerpo, pasa a través de la **próstata**, una glándula del tamaño de una nuez situada debajo de la vejiga. Esta estructura es exclusiva de la anatomía masculina y desempeña un papel clave en el sistema reproductor al contribuir a la formación de espermatozoides. Sin embargo, la próstata también es un lugar habitual de patologías, como el cáncer de próstata y la hiperplasia prostática benigna, un agrandamiento no canceroso de la glándula que puede provocar problemas urinarios como dificultad para orinar o ganas frecuentes de ir al baño. A medida que los hombres envejecen, suelen experimentar problemas urinarios relacionados con la próstata, lo que convierte a esta glándula en una parte central del tratamiento de la urología masculina.

La uretra masculina, más larga que la femenina, tiene una doble función: no sólo permite la evacuación de la orina, sino también el paso de los espermatozoides durante la eyaculación. Esta peculiaridad anatómica explica por qué ciertas patologías, como las infecciones urinarias, son menos frecuentes en los hombres, pero pueden ser más graves cuando se producen, porque las bacterias tienen que recorrer un camino más largo para llegar a la vejiga.

En las mujeres, **el aparato urinario** también comprende los riñones, los uréteres, la vejiga y la uretra, pero con algunas diferencias anatómicas notables. **Los riñones** y los **uréteres** funcionan del mismo modo que en los hombres, filtrando la sangre y transportando la orina a la vejiga. Sin embargo, la **vejiga femenina** está más cerca de los órganos reproductores internos, en particular el útero y los ovarios, lo que a veces puede complicar el tratamiento de las patologías urológicas en la mujer, sobre todo durante el embarazo o la menopausia.

La principal diferencia entre los sistemas urinarios masculino y femenino es la **uretra**. En las mujeres, la uretra es mucho más corta que en los hombres: mide unos 4 cm, frente a los 15 a 20 cm de los hombres. Esta característica anatómica hace que las mujeres sean más vulnerables a **las infecciones urinarias**, ya que las bacterias tienen un acceso más directo a la vejiga. La uretra femenina está situada cerca del ano, lo que facilita la migración de los gérmenes a las vías urinarias. Por eso las cistitis, o infecciones de la vejiga, son mucho más frecuentes en las mujeres, sobre todo después de mantener relaciones sexuales o durante la menopausia, cuando disminuye la producción de estrógenos, lo que provoca cambios en la mucosa uretral.

A diferencia de la uretra masculina, la uretra femenina no tiene función reproductora. Sin embargo, debido a su proximidad a los órganos reproductores, a veces pueden producirse problemas urinarios en las mujeres como consecuencia de patologías ginecológicas, como el prolapso, que suele producirse tras el parto o como consecuencia del debilitamiento del suelo pélvico. Estos prolapsos pueden provocar dificultades para orinar o pérdidas de orina, y requieren un tratamiento específico por parte de los equipos de urología y ginecología.

La anatomía de las vías urinarias masculinas y femeninas, aunque similar en sus funciones principales, presenta diferencias que influyen en el desarrollo y el tratamiento de las patologías. En los hombres, la próstata desempeña un papel central en los trastornos urinarios relacionados con la edad, mientras que en las mujeres, la proximidad de la uretra al ano y su corta longitud explican la mayor frecuencia de infecciones urinarias. Estas diferencias anatómicas deben ser tenidas en cuenta por los auxiliares asistenciales a la hora de gestionar los cuidados diarios y prevenir complicaciones. Un buen conocimiento de esta anatomía permite adaptar los cuidados a cada paciente, comprender las causas subyacentes de sus problemas y ofrecer un apoyo personalizado y eficaz tanto a los hombres como a las mujeres.

- ◦ Anatomía funcional: riñones, vejiga, uretra, próstata

La anatomía funcional de los riñones, la vejiga, la uretra y la próstata forman un sistema esencial para filtrar y eliminar los desechos del organismo, al tiempo que intervienen en el equilibrio hídrico y electrolítico. Aunque estos órganos están interconectados, cada uno desempeña funciones específicas que, en conjunto, garantizan el correcto funcionamiento del tracto urinario y, en el caso de la próstata, contribuyen de forma importante al sistema reproductor masculino.

Los **riñones** son los órganos principales del sistema urinario. Situados a ambos lados de la columna vertebral, justo debajo de la caja torácica, su función principal es filtrar la sangre para eliminar los desechos metabólicos y mantener el equilibrio de agua, sales minerales y electrolitos. Cada día, los riñones filtran unos 180 litros de plasma sanguíneo, pero sólo producen entre 1 y 2 litros de orina. Esta orina se compone de agua, sales, urea y otras sustancias que el organismo debe eliminar. Los riñones también desempeñan otras funciones vitales: regulan la tensión arterial, producen hormonas (como la eritropoyetina, que estimula la producción de glóbulos rojos) y ayudan a mantener el equilibrio ácido-base del organismo. El proceso de filtración en los riñones tiene lugar en unidades microscópicas llamadas **nefronas**, que filtran la sangre y separan las sustancias que deben eliminarse de las que deben reabsorberse. Los productos de desecho así recogidos se transforman en orina, que se evacua a través de los **uréteres**, los finos conductos que unen los riñones con la vejiga.

La **vejiga**, situada en la parte inferior del abdomen, actúa como depósito de orina. Su pared muscular, formada por el músculo detrusor, es capaz de relajarse para almacenar hasta 500 ml de orina, pero también puede contraerse para expulsar la orina durante la micción. El funcionamiento de la vejiga está controlado por un complejo sistema nervioso que activa las contracciones cuando la vejiga está llena y coordina la apertura del esfínter uretral para permitir la evacuación de la orina. Los auxiliares sanitarios deben conocer la fisiología de la vejiga para controlar los trastornos urinarios frecuentes en determinados contextos clínicos, como la retención urinaria, la incontinencia o las infecciones. El sondaje urinario, que se utiliza con frecuencia en urología, requiere una atención especial a la higiene y la prevención de infecciones para evitar complicaciones.

La uretra, el conducto que conecta la vejiga con el exterior del cuerpo, tiene una estructura diferente en hombres y mujeres. En los hombres, mide entre 15 y 20 cm y atraviesa la próstata antes de entrar en el pene. Desempeña una doble función: permite la evacuación de la orina, pero también el paso de los espermatozoides durante la eyaculación. En las mujeres, la uretra es mucho más corta, de unos 4 cm, y se sitúa justo por encima del orificio vaginal. Esta anatomía más corta hace que las mujeres sean más propensas a las infecciones urinarias, ya que las bacterias tienen un recorrido más corto para llegar a la vejiga. La vigilancia de las infecciones, la irritación o la disfunción uretral es esencial para prevenir complicaciones más graves, como las infecciones renales.

Por último, en los hombres, la **próstata** es una glándula específica que rodea la uretra al final de la vejiga. Desempeña un papel importante en el sistema reproductor, ya que produce parte del líquido seminal que nutre y transporta los espermatozoides. Sin embargo, a medida que envejece, la próstata puede volverse problemática. **La hiperplasia prostática benigna** (HPB), un agrandamiento no canceroso de la próstata, es frecuente en hombres mayores de 50 años y puede causar dificultad para orinar al comprimir la uretra. Los síntomas incluyen ganas frecuentes de orinar, dificultad para iniciar la micción o sensación de no vaciar completamente la vejiga. **El cáncer de próstata**, otro problema frecuente, también puede causar síntomas similares, pero requiere un tratamiento mucho más complejo, que a menudo incluye cirugía, radioterapia o terapia hormonal. Por tanto, el control de la función prostática es esencial en los hombres de mediana edad.

En conjunto, estos órganos trabajan en estrecha colaboración para garantizar una eliminación eficaz de los desechos corporales y mantener al mismo tiempo un equilibrio interno vital. Los riñones filtran la sangre, la vejiga almacena la orina, la uretra la evacua y, en los hombres, la próstata también interviene en la función reproductora. Cada órgano tiene sus propias vulnerabilidades específicas, y un conocimiento profundo de su anatomía funcional significa que los auxiliares asistenciales pueden vigilar los signos de disfunción, desempeñar un papel activo en la asistencia y garantizar una gestión adecuada de las patologías vinculadas a este complejo sistema.

2. Patologías comunes

◦ Cáncer de próstata, cáncer de vejiga, insuficiencia renal

El cáncer de próstata, el **cáncer de vejiga** y la **insuficiencia renal** son tres de las principales patologías graves encontradas en urología, cada una con características, tratamientos e impactos diferentes en los pacientes. Aunque afectan a órganos distintos del tracto urinario, comparten retos comunes en términos de diagnóstico precoz, gestión terapéutica y apoyo a los pacientes, tanto física como emocionalmente.

El cáncer de próstata es uno de los más frecuentes en los hombres, sobre todo a partir de los 50 años. La próstata, una glándula situada debajo de la vejiga, desempeña un papel clave en la reproducción al producir parte del líquido seminal, pero también es un lugar vulnerable para la formación de tumores. La mayoría de los cánceres de próstata se desarrollan lentamente y a menudo no causan síntomas en sus primeras fases. Por eso el cribado es esencial. El diagnóstico se basa principalmente en dos herramientas: los análisis de sangre del PSA (antígeno prostático específico) y el tacto rectal, a menudo seguidos de una biopsia en caso de sospecha. Los síntomas suelen aparecer en una fase más avanzada e incluyen dificultad para orinar, disminución del flujo de orina, sensación de vaciado incompleto de la vejiga y, a veces, dolor en la parte baja de la espalda o la pelvis.

El tratamiento del cáncer de próstata varía en función del estadio de la enfermedad y de la edad del paciente. En los estadios iniciales, puede ofrecerse vigilancia activa si el tumor es pequeño y poco agresivo. Para las formas más avanzadas, las opciones incluyen cirugía (prostatectomía), radioterapia o terapia hormonal. El apoyo a los pacientes con cáncer de próstata va mucho más allá de los cuidados físicos: el impacto psicológico, sobre todo por los posibles efectos secundarios como la incontinencia o la disfunción eréctil tras el tratamiento, suele ser profundo. Los cuidadores desempeñan un papel esencial para ayudar a estos hombres a superar las dificultades asociadas al tratamiento, velando al mismo tiempo por preservar su dignidad y ofreciéndoles apoyo emocional durante este calvario.

El cáncer de vejiga es otra enfermedad urológica frecuente que afecta tanto a hombres como a mujeres, aunque es más frecuente en los hombres. Se desarrolla a partir de células del revestimiento interno de la vejiga y suele estar relacionado con factores de riesgo como el tabaquismo o la exposición a determinadas sustancias químicas. Los síntomas más frecuentes son sangre en la orina (hematuria), que suele ser indolora al principio, dolor al orinar y ganas frecuentes de orinar. Dado que estos síntomas a veces se asocian a infecciones urinarias, pueden pasarse por alto o interpretarse erróneamente, lo que retrasa el diagnóstico.

El tratamiento del cáncer de vejiga depende del estadio de la enfermedad. Para los tumores superficiales, puede bastar con una resección endoscópica (cistoscopia). En los casos más avanzados, puede ser necesaria la quimioterapia, la radioterapia o incluso la cistectomía (extirpación de la vejiga). Esta última es un tratamiento particularmente invasivo, que a menudo implica la creación de una derivación urinaria, lo que tiene un gran impacto en la calidad de vida del paciente. El auxiliar de enfermería tiene entonces un papel crucial en el apoyo postoperatorio, sobre todo para ayudar a los pacientes a adaptarse a una nueva forma de gestionar su evacuación urinaria. También deben apoyarles en los momentos de incertidumbre y ansiedad que suelen acompañar a un tratamiento tan radical.

Por último, la **insuficiencia renal** es una enfermedad que afecta a la capacidad de los riñones para filtrar correctamente la sangre y eliminar los desechos del organismo. Puede ser aguda (aparece de repente y suele ser reversible) o crónica (progresa lenta e irreversiblemente). Hay muchas causas de insuficiencia renal: diabetes, hipertensión, infecciones renales repetidas o uso prolongado de ciertos fármacos nefrotóxicos. Los síntomas de la insuficiencia renal crónica son fatiga, edemas (retención de líquidos), dificultad para orinar, náuseas e hipertensión mal controlada. En una fase avanzada, esta enfermedad puede provocar una acumulación tóxica de productos de desecho en la sangre, lo que hace necesario un tratamiento intensivo como la diálisis o el trasplante de riñón.

El auxiliar de enfermería desempeña un papel fundamental en el tratamiento diario de los pacientes con insuficiencia renal. Garantizan el cumplimiento de dietas estrictas, controlan la hidratación y los signos de sobrecarga de líquidos (como edemas o dificultad para respirar) y preparan a los pacientes para las sesiones de diálisis. Como parte del proceso de diálisis, el asistente sanitario ayuda a preparar y controlar a los pacientes, garantizando su comodidad durante este procedimiento largo y a menudo estresante. También proporcionan un apoyo moral esencial, ya que la insuficiencia renal crónica suele imponer cambios radicales en el estilo de vida de los pacientes, lo que a veces provoca una angustia emocional significativa.

◦ Infecciones urinarias: cistitis, pielonefritis

Las infecciones del tracto urinario (ITU), en particular **la cistitis** y la **pielonefritis**, son patologías frecuentes en urología que afectan principalmente al aparato urinario, provocando síntomas molestos y a veces graves si no se tratan a tiempo. Afectan con mayor frecuencia a las mujeres, pero también pueden darse en hombres, sobre todo en edades avanzadas. Comprender la diferencia entre estas infecciones y cómo tratarlas es esencial para garantizar un tratamiento eficaz y evitar complicaciones.

La cistitis es la infección urinaria más frecuente, sobre todo en las mujeres, debido a la corta longitud de su uretra, que facilita la migración de las bacterias a la vejiga. Está causada por bacterias, principalmente **Escherichia coli**, que se originan en el tubo digestivo y colonizan la uretra antes de viajar hasta la vejiga. Los síntomas clásicos de la cistitis son ardor o dolor al orinar, micción frecuente incluso con la vejiga vacía y orina turbia o maloliente. En ocasiones, pueden aparecer restos de sangre en la orina (hematuria). Aunque suele ser benigna, la cistitis puede ser muy molesta y alterar la calidad de vida de los pacientes.

El tratamiento principal de la cistitis consiste en tomar antibióticos durante unos días, acompañados de recomendaciones de beber mucha agua para ayudar a eliminar las bacterias. En algunos pacientes, la cistitis puede volverse recurrente, lo que requiere un seguimiento médico más estrecho para identificar factores de riesgo o anomalías anatómicas que puedan favorecer la repetición de las infecciones. Los cuidados prestados por el auxiliar de enfermería en caso de cistitis consisten en garantizar la comodidad del paciente, controlar la frecuencia y la calidad de la micción y velar por que se sigan las instrucciones de hidratación.

En algunos casos, si la cistitis no se trata adecuadamente o si se descuida, la infección puede retroceder hasta los riñones y causar **pielonefritis**, una infección mucho más grave que afecta al tejido renal. Los síntomas de la pielonefritis son más intensos que los de la cistitis simple. Incluyen fiebre alta, escalofríos, dolor de espalda en el lado del riñón afectado, así como náuseas y vómitos. La orina también puede ser turbia, con signos de hematuria, pero el principal síntoma que la diferencia de la cistitis simple es el intenso dolor en la parte baja de la espalda, en la zona de los riñones.

La pielonefritis requiere un tratamiento rápido, ya que una infección renal puede provocar complicaciones graves, como septicemia o daño renal permanente. El tratamiento suele basarse en la administración de antibióticos, a menudo por vía intravenosa en los casos graves, y puede requerir hospitalización, sobre todo si el paciente presenta signos de deshidratación o infección sistémica. Como asistente sanitario, es vital vigilar las constantes vitales (temperatura, tensión arterial, frecuencia cardiaca) y los síntomas del paciente, para detectar cualquier deterioro de su estado de salud y garantizar una respuesta médica rápida.

En el marco de la prevención, el auxiliar de enfermería también desempeña un papel clave, sobre todo en la concienciación de los pacientes sobre la importancia de la hidratación, la higiene íntima y los comportamientos que deben adoptar para evitar las recidivas. En el caso de las mujeres, a menudo se recomiendan consejos como orinar después de mantener relaciones sexuales, adoptar una higiene suave y evitar los productos irritantes para reducir el riesgo de cistitis. En las personas mayores, sobre todo en los hombres, los problemas urinarios relacionados con la hipertrofia benigna de próstata pueden provocar el estancamiento de la orina en la vejiga, lo que aumenta el riesgo de infección. En estos casos, el cuidador puede ayudar a controlar el flujo de orina y educar al paciente sobre medidas preventivas.

○　　Incontinencia urinaria: causas y consecuencias

La incontinencia urinaria es una afección frecuente pero a menudo incomprendida e infravalorada que afecta a millones de personas en todo el mundo. Se caracteriza por la pérdida involuntaria de orina, un síntoma que puede tener un impacto significativo en la calidad de vida de quienes la padecen. La incontinencia urinaria puede afectar a personas de cualquier edad, aunque es más frecuente en ancianos y en mujeres, sobre todo después de la menopausia o tras el parto. Existen muchas causas, dependiendo del tipo de incontinencia, pero las consecuencias físicas y psicológicas suelen ser graves, afectando no sólo a la salud del paciente, sino también a su bienestar emocional y social.

Existen varios tipos de incontinencia urinaria, cuyas **causas** varían en función de los mecanismos implicados. **La incontinencia de esfuerzo** es una de las más frecuentes, sobre todo en las mujeres. Se produce cuando la presión ejercida sobre la vejiga (al toser, estornudar, realizar un esfuerzo físico o simplemente ponerse de pie) supera la resistencia del esfínter uretral, provocando una pérdida de orina. Este tipo de incontinencia suele deberse a un debilitamiento de los músculos del suelo pélvico, que puede producirse tras embarazos, partos múltiples o como consecuencia del envejecimiento. En los hombres, la prostatectomía (extirpación de la glándula prostática) puede provocar a veces incontinencia de esfuerzo, debido al daño sufrido por el esfínter uretral durante la intervención quirúrgica.

45

La incontinencia de **urgencia** es otro tipo frecuente. Se caracteriza por una necesidad repentina e intensa de orinar, seguida de pérdidas antes incluso de que la persona pueda llegar al retrete. Esta incontinencia suele estar relacionada con una vejiga hiperactiva, que se contrae de forma inadecuada incluso cuando la vejiga aún no está llena. Entre las causas se incluyen trastornos neurológicos como la enfermedad de Parkinson o la esclerosis múltiple, infecciones urinarias recurrentes o irritación de la vejiga causada por cálculos o tumores. La incontinencia de urgencia también puede estar relacionada con problemas neurológicos que afectan a la comunicación entre el cerebro y la vejiga.

Por último, existen formas mixtas de incontinencia, en las que se combinan los síntomas de la incontinencia de esfuerzo y la incontinencia de urgencia, así como **la incontinencia por rebosamiento**, que se produce cuando la vejiga no se vacía completamente y acaba rebosando. La incontinencia por rebosamiento es más frecuente en los hombres, principalmente debido a una obstrucción en la glándula prostática (hiperplasia prostática benigna) que impide la evacuación completa de la orina.

Las **consecuencias** de la incontinencia urinaria son a menudo mucho más trascendentales que el mero malestar físico. Aunque la incontinencia urinaria se percibe a veces como algo menor, tiene un profundo impacto en la vida diaria de los pacientes. A nivel **físico**, las pérdidas frecuentes pueden provocar irritación de la piel, infecciones cutáneas (dermatitis) y un mayor riesgo de infecciones urinarias. En las personas mayores o con movilidad reducida, la incontinencia también puede provocar caídas, cuando los pacientes se apresuran a ir al baño para evitar una fuga, arriesgándose a perder el equilibrio.

Psicológicamente, las consecuencias pueden ser aún más graves. La incontinencia urinaria suele ser fuente de vergüenza y pudor, lo que lleva a las personas a evitar ciertas actividades sociales, restringir sus movimientos o apartarse de la vida pública por miedo a no poder controlar sus pérdidas. Este aislamiento social puede conducir rápidamente a una pérdida de confianza en uno mismo e incluso a la depresión. Muchas personas afectadas por la incontinencia no hablan de su problema por miedo a ser juzgadas, por lo que retrasan la búsqueda de consejo médico, empeorando así la situación.

El **impacto social** de la incontinencia es, por tanto, considerable. Las personas con incontinencia pueden optar por limitar sus interacciones sociales, interrumpir sus actividades físicas o deportivas, o cambiar su rutina para permanecer cerca del retrete, lo que afecta significativamente a su calidad de vida. El estigma que suele acompañar a la incontinencia hace que muchos pacientes sean reacios a buscar ayuda, lo que refuerza su aislamiento.

Afortunadamente, existen **soluciones** para tratar la incontinencia urinaria, y varían en función de la causa y el tipo de incontinencia. Los tratamientos van desde cambios en el estilo de vida (pérdida de peso, reducción del consumo de cafeína o alcohol) hasta ejercicios de fortalecimiento del suelo pélvico, como **los ejercicios de** Kegel, especialmente eficaces para la incontinencia de esfuerzo. Otras opciones son los tratamientos farmacológicos para calmar la vejiga hiperactiva, o dispositivos médicos como los pesarios, que pueden ayudar a sostener la vejiga en las mujeres. En algunos casos es necesaria la cirugía, sobre todo en hombres que se han sometido a una prostatectomía o en mujeres que sufren incontinencia grave tras el parto.

3. Tratamientos y procedimientos médicos de urología
  ◦ Tratamientos médicos y quirúrgicos

Los tratamientos médicos y quirúrgicos en urología son variados y se adaptan a las patologías específicas encontradas, ya sean infecciones, trastornos funcionales, cálculos renales o cáncer. El objetivo de estos tratamientos es aliviar los síntomas, curar las enfermedades o mejorar la calidad de vida de los pacientes cuando no es posible una curación completa. Cada enfoque, ya sea médico o quirúrgico, viene determinado por la naturaleza de la enfermedad, su estadio de progresión y las características individuales del paciente.

A menudo se prefieren **los tratamientos médicos** como primer abordaje en patologías urológicas menos graves o en una fase temprana. Estos tratamientos incluyen **fármacos** que atacan directamente la causa o los síntomas de la enfermedad. Por ejemplo, en el caso de las **infecciones urinarias**, los antibióticos son el tratamiento de elección para eliminar las bacterias responsables de la infección. Los antibióticos pueden administrarse por vía oral para infecciones simples, como la cistitis, o por vía intravenosa en casos más graves, como la pielonefritis.

En afecciones crónicas como la **hiperplasia benigna de próstata (HBP)**, que provoca un agrandamiento de la próstata y dificultad para orinar, los tratamientos farmacológicos tienen como objetivo relajar los músculos de la próstata y la vejiga, o reducir el tamaño de la próstata. Entre los fármacos utilizados figuran **los alfabloqueantes**, que facilitan la micción al relajar los músculos de la próstata y el cuello de la vejiga, y **los inhibidores de la 5-alfa-reductasa**, que reducen el tamaño de la próstata al actuar sobre las hormonas. Estos tratamientos son especialmente eficaces en las fases iniciales de la HBP y pueden retrasar o incluso evitar la necesidad de cirugía.

En caso de **vejiga hiperactiva** o **incontinencia urinaria**, pueden recetarse fármacos anticolinérgicos o beta-3-agonistas para reducir las contracciones involuntarias de la vejiga y disminuir la necesidad frecuente de orinar. Estos tratamientos médicos mejoran considerablemente la calidad de vida de los pacientes al limitar los episodios de pérdidas urinarias y la necesidad urgente de orinar.

Sin embargo, cuando los tratamientos farmacológicos son insuficientes o la enfermedad está demasiado avanzada, se hace necesario el **tratamiento quirúrgico**. Una de las operaciones urológicas más frecuentes es **la prostatectomía**, que consiste en la extirpación total o parcial de la glándula prostática. Se realiza en casos de **hiperplasia prostática benigna** resistente al tratamiento médico o en casos de **cáncer de próstata**. La prostatectomía radical, utilizada para tratar el cáncer de próstata localizado, puede realizarse mediante cirugía abierta, laparoscopia o con ayuda de cirugía robótica. Esta última técnica, más precisa y menos invasiva, permite una recuperación más rápida y reduce el riesgo de complicaciones como la incontinencia o la disfunción eréctil.

En el caso del **cáncer de vejiga**, el tratamiento quirúrgico depende del estadio del tumor. Si el tumor es superficial, puede extirparse mediante **resección transuretral de la vejiga** (RTUV), un procedimiento mínimamente invasivo que extirpa el tumor a través de la uretra sin incisión. En el caso de cánceres más avanzados, puede ser necesaria una **cistectomía** (extirpación total de la vejiga), acompañada de una derivación urinaria para que el paciente pueda eliminar la orina. Esta cirugía mayor tiene un gran impacto en la calidad de vida, y el apoyo postoperatorio es esencial para ayudar a los pacientes a adaptarse a esta nueva realidad.

Otro tipo de cirugía que se realiza con frecuencia en urología es el tratamiento de **la litiasis urinaria**, o cálculos renales. Cuando los cálculos son demasiado grandes para ser evacuados de forma natural, se utilizan técnicas como la **litotricia extracorpórea por ondas de choque (LEOC)** para fragmentar los cálculos y poder expulsarlos más fácilmente a través de las vías urinarias. Si esta técnica no es suficiente, puede recurrirse a la **ureteroscopia** o a la **nefrolitotomía percutánea** (un procedimiento cutáneo directo) para extraer los cálculos. Estos procedimientos proporcionan un alivio rápido del intenso dolor y de las complicaciones asociadas a los cálculos renales, como las infecciones urinarias repetidas o la obstrucción de las vías urinarias.

En caso de **insuficiencia renal terminal**, cuando los riñones ya no pueden filtrar la sangre eficazmente, **la diálisis** se hace imprescindible. Hay dos tipos de diálisis: **la hemodiálisis**, en la que la sangre se filtra fuera del cuerpo a través de una máquina, y **la diálisis peritoneal**, en la que el líquido de diálisis se introduce en la cavidad abdominal para absorber los desechos antes de ser drenado. La diálisis es un tratamiento restrictivo y pesado para los pacientes, pero permite mantener la vida a la espera de un posible **trasplante de riñón**, que es el tratamiento de elección para los pacientes con insuficiencia renal crónica grave.

○ Los diferentes tipos de catéter (uréter, suprapúbico, etc.)

Las sondas urinarias desempeñan un papel crucial en el tratamiento de los trastornos urológicos y las intervenciones quirúrgicas. Permiten drenar la orina cuando el paciente no puede orinar normalmente, ya sea por una patología, una obstrucción de las vías urinarias o una intervención quirúrgica. Existen varios tipos de catéteres, cada uno adaptado a situaciones clínicas específicas, y la elección del tipo de catéter depende de las necesidades individuales del paciente y de la duración prevista de su uso. Entre los más comunes se encuentran los catéteres **ureterales**, **suprapúbicos** e **intermitentes**, cada uno con sus propias indicaciones y métodos de inserción.

La **sonda ureteral** se introduce directamente en la uretra para llegar a la vejiga y permitir la evacuación de la orina. Es el tipo de sonda que más se utiliza en los hospitales, sobre todo en los cuidados postoperatorios, o para los pacientes que sufren retención urinaria. Suele ser de látex o silicona y estar conectada a una bolsa de drenaje. Este tipo de sonda suele colocarse después de una intervención quirúrgica urológica, como una prostatectomía o una operación de cálculos renales, o cuando el paciente está inmovilizado y no puede ir al baño. La inserción de la sonda ureteral suele ser rápida y mínimamente invasiva, pero al estar en contacto directo con la uretra, puede causar irritación o infección si no se respeta escrupulosamente la higiene. Para prevenir las infecciones urinarias asociadas a su uso, es vital mantener una buena asepsia al insertarla y vigilar la zona con regularidad para detectar cualquier signo de inflamación o infección.

En cambio, la **sonda suprapúbica** se introduce directamente a través de la piel, justo por encima del pubis, para llegar a la vejiga sin pasar por la uretra. Este procedimiento suele realizarse con anestesia local y se utiliza cuando la inserción de una sonda uretral es imposible o inadecuada, por ejemplo en casos de obstrucción uretral o tras un traumatismo en la uretra. La sonda suprapúbica suele preferirse para pacientes que requieren un drenaje urinario a largo plazo, ya que es más cómoda que la sonda ureteral y reduce el riesgo de infecciones urinarias, al no atravesar la uretra. Este tipo de sonda también se utiliza en pacientes con afecciones neurológicas que afectan a la función de la vejiga, como la esclerosis múltiple o las lesiones medulares, para garantizar un drenaje eficaz de la orina. Mejora la movilidad del paciente y es más fácil de manejar en casa.

Las sondas intermitentes, también conocidas como **sondas autolubricantes**, se utilizan para **el sondaje intermitente**, una técnica que consiste en introducir la sonda varias veces al día para vaciar la vejiga y retirarla después de cada uso. Este tipo de sonda suele recomendarse a pacientes que pueden sondarse por sí mismos o que cuentan con la ayuda de un cuidador. Está especialmente indicado para las personas con retención urinaria crónica que tienen función vesical residual y pueden evitar la necesidad de una sonda permanente. El sondaje intermitente tiene la ventaja de reducir considerablemente el riesgo de infección, ya que la vejiga queda libre entre sondajes, a diferencia de las sondas permanentes, que permanecen en su sitio y proporcionan un punto de entrada para las bacterias. Las sondas intermitentes suelen recomendarse a pacientes con neuropatía vesical, lesión medular o después de determinadas cirugías pélvicas.

Además de estos tipos principales de sonda, existen **las sondas de balón**, que tienen un pequeño globo inflado en la punta, una vez en la vejiga, para evitar que la sonda se salga. Este dispositivo se suele utilizar con las sondas ureterales y suprapúbicas para garantizar que permanezcan en su sitio, sobre todo cuando es necesario sondar al paciente durante un largo periodo de tiempo.

Cada tipo de sonda tiene ventajas e inconvenientes, y la elección del dispositivo depende no sólo del estado médico del paciente, sino también de su estilo de vida y su capacidad para manejar una sonda. El uso prolongado de sondas, sobre todo ureterales y suprapúbicas, requiere una atención constante para evitar complicaciones como infecciones urinarias, lesiones cutáneas o la formación de cálculos en la vejiga. El papel del asistente sanitario en el manejo de las sondas es crucial: debe garantizar una higiene rigurosa, el vaciado periódico de las bolsas de drenaje, la vigilancia de los signos de infección (como fiebre, dolor u orina maloliente) y la educación de los pacientes para que comprendan cómo cuidar su sonda, sobre todo si se utiliza en casa.

Por último, es importante señalar que el uso de catéteres, aunque a menudo esencial, puede tener un impacto emocional en los pacientes, especialmente en aquellos que tienen que vivir con un catéter a largo plazo. Por lo tanto, los auxiliares sanitarios también desempeñan un papel importante en la prestación de apoyo psicológico a los pacientes, ayudándoles a adaptarse a esta nueva realidad y garantizando que conserven la máxima autonomía y dignidad en su gestión diaria.

  ∘   Litotricia, prostatectomía, nefrectomía, cistoscopia
En urología, una serie de intervenciones quirúrgicas o médicas son esenciales para tratar patologías específicas. Entre ellas, **la litotricia**, la **prostatectomía**, la **nefrectomía** y la **cistoscopia** son procedimientos de uso frecuente, cada uno de los cuales aborda diferentes necesidades, desde el tratamiento de los cálculos renales hasta la gestión del cáncer de próstata o de riñón. Cada uno de estos procedimientos tiene sus propias indicaciones, técnicas e implicaciones para los pacientes, y el papel del asistente sanitario es crucial en la preparación y el seguimiento postoperatorio de estos procedimientos.

La **litotricia** es una técnica no invasiva utilizada para tratar **los cálculos renales** o **urinarios**, también conocidos como litiasis. Los cálculos se forman en los riñones o las vías urinarias a partir de depósitos de minerales que se aglutinan y pueden causar un dolor intenso cuando bloquean el flujo de orina. La litotricia consiste en utilizar **ondas de choque** para romper estos cálculos en trozos pequeños, de modo que puedan evacuarse de forma natural a través de las vías urinarias. Existen dos tipos principales de litotricia: **la litotricia extracorpórea por ondas de choque (LEOC)**, en la que las ondas se emiten desde el exterior del cuerpo y se dirigen a los cálculos, y **la litotricia endoscópica**, en la que se introduce un endoscopio para permitir la intervención directa. La ventaja de la litotricia es que evita la cirugía invasiva, reduciendo el tiempo de recuperación y el riesgo de complicaciones. El papel del asistente sanitario en este procedimiento consiste en preparar al paciente antes de la intervención, hacer un seguimiento para asegurarse de que se extraen los fragmentos del cálculo y vigilar cualquier complicación, como infección o retención urinaria.

La **prostatectomía** es una intervención quirúrgica para extirpar total o parcialmente la **próstata**, generalmente en respuesta a un **cáncer de próstata** o a una **hiperplasia prostática benigna (HPB)**. Existen varios tipos de prostatectomía, siendo la más común **la prostatectomía radical**, en la que se extirpa completamente la próstata, a menudo acompañada de las vesículas seminales y a veces de los ganglios linfáticos circundantes, con el fin de evitar la propagación del cáncer. Esta operación puede realizarse de forma tradicional, mediante una incisión abierta, o utilizando técnicas menos invasivas como la **cirugía laparoscópica** o la **cirugía asistida por robot**, que reducen las incisiones, el tiempo de recuperación y el riesgo de complicaciones postoperatorias como la incontinencia urinaria o la disfunción eréctil. **La prostatectomía simple**, por su parte, se utiliza para tratar la HBP y consiste en extirpar únicamente la parte interna de la próstata que está causando la obstrucción urinaria. El asistente sanitario desempeña un papel esencial en la preparación del paciente antes de la operación, en particular ayudándole a comprender la operación y sus implicaciones, así como realizando un seguimiento postoperatorio riguroso, controlando la recuperación y ayudando al paciente a gestionar los efectos secundarios, como el manejo de una sonda temporal o la rehabilitación perineal para reducir los problemas de incontinencia.

La **nefrectomía** es una intervención quirúrgica mayor para extirpar total o parcialmente un **riñón**. Suele realizarse en casos de **cáncer de riñón**, un tumor benigno de gran tamaño o cuando un riñón ha resultado gravemente dañado por una enfermedad o un traumatismo. La nefrectomía puede ser **total** (se extirpa todo el riñón) o **parcial** (sólo se extirpa una parte del riñón, normalmente para preservar la función renal restante). Al igual que la prostatectomía, la nefrectomía puede realizarse de forma abierta o por **laparoscopia**, una técnica menos invasiva que permite una recuperación más rápida. Extirpar un riñón o parte de él es una operación delicada, ya que los riñones desempeñan un papel esencial en el filtrado de la sangre y la eliminación de residuos. Tras la operación, el riñón restante debe compensar la pérdida de función. Los auxiliares de enfermería participan especialmente en el seguimiento postoperatorio, vigilando los signos de infección, hemorragia y función renal. También ayudan a los pacientes a adaptarse a su nueva condición, explicándoles la importancia de un estilo de vida riguroso para preservar el riñón remanente, sobre todo controlando su alimentación e hidratación.

La cistoscopia, por su parte, es un procedimiento **diagnóstico** y a veces **terapéutico** que explora el interior de la **vejiga** y la **uretra** mediante un **cistoscopio**, un tubo fino y flexible provisto de una cámara. Este procedimiento se utiliza para examinar anomalías de la vejiga, diagnosticar enfermedades como **el cáncer de vejiga** o tratar determinados problemas, como la resección de pequeños tumores o la extracción de cálculos vesicales. La cistoscopia puede realizarse con **anestesia local** o **general**, según el alcance de la intervención. Suele ser bien tolerada y permite la visualización directa de la pared de la vejiga y del tracto urinario inferior. El auxiliar de enfermería acompaña al paciente antes de la intervención, le tranquiliza y prepara el material necesario. Tras la intervención, supervisa la recuperación de la función urinaria normal del paciente, asegurándose de que no se produzcan dolores anormales ni hemorragias, y animando al paciente a beber mucha agua para limpiar la vejiga.

Capítulo 3

Gestión diaria de pacientes de urología

1. **El papel clave de la higiene y la asepsia**
   ◦ Prevención de las infecciones nosocomiales

La **prevención de las infecciones nosocomiales**, es decir, las contraídas durante una estancia en el hospital o en cualquier otro establecimiento sanitario, es una cuestión crucial en el entorno médico y, en particular, en urología. Estas infecciones, que afectan principalmente a pacientes vulnerables o sometidos a procedimientos médicos o quirúrgicos, pueden tener graves consecuencias, prolongando las estancias hospitalarias, aumentando los costes sanitarios y, sobre todo, comprometiendo la salud y la seguridad de los pacientes. El auxiliar de enfermería desempeña un papel fundamental en esta prevención, aplicando estrictos protocolos de higiene y esterilización, vigilando cuidadosamente los signos de infección y educando a los pacientes sobre las medidas preventivas.

Las infecciones hospitalarias suelen estar causadas por **bacterias, virus** u **hongos** que se desarrollan en el entorno hospitalario, sobre todo como consecuencia de cuidados invasivos, dispositivos médicos (como sondas urinarias) o contacto con superficies o equipos contaminados. En urología, donde los pacientes suelen ser sondados o sometidos a cirugía, la prevención de infecciones es especialmente importante. Las infecciones del tracto urinario asociadas a catéteres (también conocidas como **infecciones del tracto urinario asociadas a dispositivos urinarios**) se encuentran entre las infecciones nosocomiales más comunes. Pueden producirse cuando las bacterias entran en el tracto urinario a través del catéter o como resultado de una higiene inadecuada al colocar y mantener los catéteres.

La desinfección de las manos es uno de los primeros pasos para prevenir las infecciones nosocomiales. Todos los profesionales sanitarios, incluidos los auxiliares asistenciales, deben lavarse las manos rigurosa y frecuentemente, antes y después de cada contacto con un paciente, después de tocar material médico o después de manipular un dispositivo como un catéter. El uso de soluciones hidroalcohólicas o jabón antiséptico es una medida básica pero esencial para limitar la propagación de patógenos.

Aunque esencial, esta medida sencilla y eficaz debe cumplirse estrictamente para evitar la transmisión cruzada entre pacientes, sobre todo en departamentos de alto riesgo como el de urología, donde el uso de dispositivos invasivos es habitual.

El cumplimiento de las técnicas asépticas durante los procedimientos médicos también es fundamental para prevenir las infecciones nosocomiales. Esto incluye el uso de equipos estériles, la desinfección de la piel antes de insertar cualquier sonda o catéter, y el uso de guantes y batas estériles para los cuidadores que participan en estos procedimientos. Al insertar una sonda urinaria, por ejemplo, es crucial seguir un estricto protocolo de esterilidad, utilizando un campo estéril, guantes y una desinfección adecuada de las zonas circundantes. El auxiliar de enfermería, que a menudo prepara y ayuda en estos procedimientos, debe asegurarse de que estas normas se aplican correctamente para minimizar el riesgo de que entren bacterias en el tracto urinario.

El mantenimiento de los **dispositivos médicos** existentes, como las sondas urinarias, es otra fuente potencial de infecciones nosocomiales, y su gestión cuidadosa es esencial. Para los pacientes con sondas de larga duración, es necesario asegurarse de que la bolsa de drenaje se coloca por debajo del nivel de la vejiga, para evitar cualquier reflujo de orina que pudiera introducir bacterias en el tracto urinario. El vaciado regular de la bolsa debe realizarse en condiciones de higiene estrictas, y los circuitos de drenaje deben manipularse con cuidado para evitar cualquier riesgo de contaminación. El auxiliar de enfermería, que controla regularmente estos dispositivos, debe estar atento a los signos de infección (fiebre, dolor, orina turbia o maloliente) e intervenir rápidamente en caso de sospecha de infección.

Además de los productos sanitarios, **la desinfección de superficies** y equipos circundantes es otra medida esencial para limitar las infecciones nosocomiales. En los hospitales, superficies como los tiradores de las puertas, las camas y los equipos compartidos (como tensiómetros o termómetros) pueden ser vectores de transmisión de patógenos. Para reducir la carga microbiana de estas superficies es necesario limpiarlas periódicamente con desinfectantes adecuados. Los auxiliares sanitarios, que están en contacto directo con los pacientes y los equipos, deben garantizar que el entorno asistencial esté limpio, que los residuos médicos se gestionen adecuadamente y que los equipos de protección individual (guantes, mascarillas) se utilicen adecuadamente siempre que sea necesario.

Por último, un aspecto de la prevención de las infecciones hospitalarias que a menudo se descuida es la **educación de los pacientes y sus familias**. Los auxiliares sanitarios desempeñan un papel fundamental a la hora de informar a los pacientes y concienciarlos sobre prácticas de higiene esenciales, como el lavado de manos y el manejo de dispositivos médicos en el hogar. Es importante que los pacientes sepan cómo prevenir las infecciones, sobre todo cuando vuelven a casa con una sonda o un catéter urinario. Informar a los familiares y cuidadores sobre las buenas prácticas es igualmente crucial, ya que a menudo participan en el cuidado diario del paciente. Una buena educación ayuda a reducir el riesgo de infección una vez que el paciente ha abandonado el hospital.

○   Técnicas de cuidados estériles (sondas, catéteres)
Las técnicas de atención estéril, en particular para la inserción y el manejo de catéteres, son esenciales para prevenir infecciones y garantizar la seguridad del paciente en el entorno hospitalario. En urología, donde se utilizan con frecuencia dispositivos invasivos como **las sondas urinarias**, es esencial un control riguroso de los protocolos de esterilidad. Cuando se aplican correctamente, estas técnicas minimizan el riesgo de contaminación por patógenos, reduciendo así el riesgo de infecciones nosocomiales que pueden complicar la recuperación del paciente.

Uno de los aspectos más importantes de los cuidados estériles es la **preparación meticulosa** del equipo y del personal antes de la intervención. Antes de manipular cualquier catéter o sonda, es fundamental que todo el equipo esté estéril. Esto incluye guantes, paños quirúrgicos, instrumental y los propios productos sanitarios. Todos los cuidados estériles comienzan con el lavado de manos, un paso esencial para reducir la carga microbiana de la piel. A continuación, los cuidadores deben ponerse guantes estériles y asegurarse de que el campo quirúrgico está limpio y delimitado por paños estériles para evitar cualquier contaminación. Este proceso de preparación garantiza que cada procedimiento realizado cumpla las normas de esterilidad, limitando así el riesgo de introducir bacterias u otros agentes infecciosos.

La **inserción de una sonda urinaria** es un ejemplo típico en el que las técnicas de cuidados estériles son esenciales. Durante este procedimiento, se introduce una sonda en la uretra para llegar a la vejiga y permitir la evacuación de la orina. Antes de introducir la sonda, la uretra y las zonas circundantes deben desinfectarse cuidadosamente con una solución antiséptica adecuada. Es esencial proceder metódicamente, evitando cualquier contacto entre el material estéril y las superficies no estériles. El catéter en sí debe permanecer estéril hasta su inserción, y se debe tener especial cuidado al manipularlo para asegurarse de que no toque accidentalmente superficies contaminadas antes de introducirlo en el cuerpo. Una vez colocado el catéter, el cuidador debe comprobar que el globo está bien inflado y que el catéter está correctamente fijado, manteniendo una higiene impecable.

El **manejo de los catéteres venosos**, aunque más relevante para otras especialidades médicas, sigue principios similares. Tanto si los **catéteres** son **periféricos** como **centrales**, el procedimiento comienza con la preparación de un campo quirúrgico estéril alrededor del lugar de inserción y la aplicación de un antiséptico en la piel del paciente. El catéter se inserta utilizando guantes estériles y técnicas precisas para minimizar el riesgo de infección. Tras la inserción del catéter, el lugar de inserción debe protegerse con un apósito estéril, que debe cambiarse periódicamente siguiendo procedimientos asépticos estrictos. La vigilancia del lugar de inserción es crucial para detectar cualquier signo de infección, como enrojecimiento, hinchazón o secreción.

Una vez colocadas, la gestión de **las sondas** también requiere cuidados rigurosos para mantener la esterilidad y prevenir infecciones. Por ejemplo, en el caso de las **sondas urinarias**, es esencial que la bolsa de drenaje permanezca por debajo del nivel de la vejiga para evitar cualquier reflujo de orina, que podría introducir bacterias en el tracto urinario. El circuito de drenaje debe manipularse con cuidado y las válvulas deben vaciarse de forma aséptica para limitar cualquier riesgo de contaminación. Además, las sondas deben sustituirse siempre a intervalos regulares, o cuando sea médicamente necesario, utilizando las mismas técnicas estériles que cuando se insertaron por primera vez.

La importancia de **las técnicas de cuidados estériles** también se observa en la prevención de **las infecciones relacionadas con los catéteres**, que figuran entre las infecciones nosocomiales más frecuentes. En el caso de los catéteres venosos, la esterilidad debe mantenerse durante todo su uso, ya sea para infusiones o para la toma de muestras de sangre. Los cuidadores deben desinfectar siempre los conectores y los grifos antes de cada manipulación, y utilizar material de un solo uso o esterilizado. Del mismo modo, en el caso de las sondas urinarias, las bolsas de drenaje deben cambiarse, vaciarse y cuidarse alrededor de la sonda según protocolos estrictos para evitar la colonización bacteriana.

Otro aspecto esencial del manejo de sondas y catéteres es la **vigilancia continua** para detectar signos de infección. Esto incluye la revisión periódica de la piel alrededor del lugar de inserción (en el caso de las sondas) o de la uretra (en el caso de los catéteres), en busca de enrojecimiento, hinchazón, dolor o secreciones inusuales. Si se sospecha una infección, es vital intervenir rápidamente, retirando el dispositivo si es necesario y administrando un tratamiento antibiótico adecuado. La comunicación entre los distintos miembros del equipo médico también es esencial para garantizar un tratamiento eficaz y evitar cualquier complicación.

   ◦ Lavado de manos y preparación del equipo

El **lavado de manos** y la **preparación del equipo** son dos pilares esenciales en la prevención de infecciones, sobre todo en los hospitales. Estos pasos, sencillos pero rigurosamente supervisados, ayudan a minimizar el riesgo de transmisión de microorganismos entre cuidadores y pacientes, al tiempo que garantizan un entorno estéril para la atención médica y quirúrgica. Su importancia es especialmente crucial en departamentos como el de urología, donde las operaciones suelen afectar a zonas sensibles y se utilizan con frecuencia dispositivos invasivos como catéteres.

El lavado de manos es, sin duda, la primera línea de defensa contra las infecciones hospitalarias. Es un procedimiento básico que, aunque sencillo, debe realizarse con rigor y en los momentos clave para que sea eficaz. Existen dos tipos de lavado de manos: **el lavado de manos simple** con agua y jabón, y el **lavado de manos antiséptico**, que utiliza soluciones hidroalcohólicas o desinfectantes. Cada uno tiene sus indicaciones específicas, pero ambos tienen por objeto eliminar los microorganismos presentes en las manos antes de cualquier contacto con el paciente, el material estéril o una zona de cuidados críticos.

Lavarse las manos es esencial en varias fases de la asistencia: **antes y después de cualquier contacto directo con un paciente**, antes de manipular dispositivos médicos invasivos (como una sonda urinaria), después de tocar superficies u objetos potencialmente contaminados y después de quitarse los guantes. Aunque los guantes proporcionan una barrera protectora, no sustituyen al lavado de manos, ya que las microfisuras en los guantes o una manipulación incorrecta pueden introducir gérmenes. Además, lavarse las manos antes de ponerse los guantes es crucial para garantizar que no queden bacterias atrapadas debajo, aumentando el riesgo de infección.

El simple lavado de manos debe hacerse con jabón líquido y agua tibia, frotando las manos durante al menos 30 segundos. Es esencial no descuidar ciertas zonas, como los espacios entre los dedos, el dorso de las manos, los pulgares y debajo de las uñas. El secado de las manos, que a menudo se descuida, también es un paso importante: las manos deben secarse con toallas de papel de un solo uso o con sistemas de aire caliente, ya que las manos húmedas son más propensas a propagar gérmenes. Si no es posible lavarse las manos con agua y jabón, el uso de **soluciones hidroalcohólicas** es una alternativa eficaz. Son especialmente prácticas en los hospitales, ya que proporcionan una desinfección rápida y no requieren acceso a un punto de agua.

Además de lavarse las manos, la **preparación de los equipos** utilizados en la asistencia desempeña un papel igualmente decisivo para garantizar la seguridad del paciente. Ya sea para una operación quirúrgica, un tratamiento invasivo como la inserción de una sonda urinaria o un procedimiento más leve, la preparación del equipo debe seguir protocolos estrictos de esterilización. Equipos médicos como pinzas, sondas, catéteres y paños quirúrgicos deben esterilizarse cuidadosamente antes de su uso para garantizar que no son portadores de microorganismos que puedan infectar al paciente.

La esterilización de los equipos es un proceso que elimina no sólo las bacterias, sino también los virus y las esporas de hongos. Puede realizarse mediante varias técnicas, como el autoclave (que utiliza vapor a presión), el calor seco o procesos químicos, dependiendo de la naturaleza del material. Los cuidadores deben asegurarse de que todo el material que utilicen proceda de **blísteres estériles** (envases estériles), que sólo deben abrirse cuando vayan a utilizarse para mantener su esterilidad. Si se utiliza material reutilizable, debe ser procesado por el servicio de esterilización antes de ser reutilizado, y debe asegurarse rigurosamente la trazabilidad de este material para garantizar que ha seguido el circuito de esterilización adecuado.

La **preparación del campo estéril** también es un paso crucial en los cuidados estériles, especialmente durante la cirugía o la inserción de dispositivos invasivos. Antes de insertar un catéter o una sonda, es esencial establecer una zona estéril alrededor del lugar de inserción, utilizando paños estériles o quirúrgicos. Esta barrera física limita la contaminación cruzada entre las zonas no estériles de la piel y los instrumentos estériles. El auxiliar de enfermería responsable de la preparación del material debe velar por que esta barrera de esterilidad no se rompa nunca, siguiendo escrupulosamente los procedimientos de manipulación del instrumental, utilizando guantes estériles y evitando cualquier contacto entre el material estéril y las superficies no estériles.

Por último, como parte de la **prevención de infecciones**, los asistentes sanitarios también deben concienciar a los pacientes y a sus familias de la importancia de lavarse las manos, sobre todo en las unidades donde hay dispositivos invasivos. Los carteles explicativos o las demostraciones sobre el lavado de manos y la importancia de no tocar los dispositivos médicos sin precauciones pueden contribuir en gran medida a reducir el riesgo de infección. Esta educación es aún más importante cuando los pacientes se van a casa con catéteres o sondas, ya que el manejo de estos dispositivos fuera del hospital exige una vigilancia adicional de las normas de higiene.

2. **Cuidados básicos y técnicos**
   ◦ Higiene íntima y cuidados higiénicos específicos

La **higiene íntima** y los **cuidados higiénicos específicos** son elementos esenciales de la atención al paciente en los hospitales, sobre todo en departamentos como el de urología, donde las patologías y las intervenciones afectan directamente a los órganos genitourinarios. Estos cuidados no sólo son importantes para garantizar **el confort** y la **dignidad de** los pacientes, sino también para prevenir complicaciones, en particular **las infecciones** que pueden producirse tras manipulaciones o dispositivos invasivos como las sondas urinarias. La higiene íntima requiere un enfoque delicado y respetuoso, al tiempo que se cumplen estrictas normas de higiene y seguridad.

Cuando se realiza correctamente, la higiene **íntima** ayuda a mantener limpias las zonas perineales y a prevenir la acumulación de bacterias que pueden provocar infecciones urinarias o cutáneas. Es especialmente importante para los pacientes encamados, los ancianos o los que sufren incontinencia o llevan sondas urinarias. Estas personas son más vulnerables a las infecciones, y su incapacidad para ocuparse de su propia higiene personal obliga a los asistentes a extremar la vigilancia.

El primer paso en la higiene íntima es **respetar el pudor** y la **dignidad** del paciente. Antes de empezar, es importante explicar el procedimiento al paciente, aunque esté inconsciente o no pueda responder. De este modo se establece un clima de confianza y se garantiza que el paciente se sienta cómodo. También es aconsejable utilizar un **biombo** o cerrar la puerta para garantizar la intimidad del paciente, y descubrir sólo las partes del cuerpo necesarias para el aseo a fin de minimizar la exposición.

La **preparación del equipo** es crucial para garantizar unos cuidados higiénicos y eficaces. El auxiliar de enfermería debe disponer de **guantes no estériles**, productos de limpieza suaves como lociones limpiadoras o toallitas impregnadas adaptadas a las zonas sensibles, así como compresas estériles si el aseo implica el cuidado de una zona especialmente sensible, como alrededor de una sonda urinaria. Para los pacientes alérgicos o con piel frágil, es importante elegir productos adecuados que no contengan perfumes ni sustancias irritantes. También se recomienda utilizar agua tibia, ya que es más agradable para el paciente y evita la irritación de la piel.

Cuando se trata de higiene íntima, es esencial seguir **procedimientos precisos** para evitar la contaminación. El principio básico es limpiar siempre de delante hacia atrás, sobre todo en el caso de las mujeres, para evitar que las bacterias de la región anal pasen a la uretra o los genitales, lo que podría provocar una infección. En el caso de los hombres, el aseo debe incluir una limpieza a fondo del prepucio (si está presente) y del glande, sobre todo si el paciente va a ser sondado o ha sido sometido a cirugía urológica. El prepucio debe replegarse con cuidado y, una vez finalizada la limpieza, debe recolocarse correctamente para evitar el riesgo de parafimosis (estrangulación del glande por el prepucio).

En el caso de los pacientes con **sondas urinarias**, la higiene íntima requiere una atención especial para prevenir **las infecciones asociadas a estos dispositivos**. La zona que rodea la inserción de la sonda debe limpiarse cuidadosamente todos los días con una solución estéril suave, y la propia sonda debe manipularse con guantes limpios para evitar la introducción de bacterias. También es vital comprobar el estado de la piel alrededor de la sonda para detectar cualquier irritación o signo de infección, como enrojecimiento, hinchazón o secreciones. La gestión de la bolsa de recogida de orina también debe seguir protocolos de higiene estrictos, con vaciado regular y control del color y el olor de la orina, que pueden proporcionar indicios de una infección en desarrollo.

Los cuidados higiénicos específicos también son importantes para los pacientes que sufren **incontinencia**. La incontinencia urinaria o fecal puede provocar irritaciones cutáneas e incluso escaras si no se trata adecuadamente. Para estos pacientes, la limpieza regular y el uso de cremas barrera para proteger la piel de la orina o las heces son esenciales. El cambio frecuente de compresas y sábanas absorbentes también ayuda a prevenir la irritación y a mantener una buena higiene personal.

En determinadas situaciones, como tras **una intervención urológica** o un **parto**, la higiene íntima es aún más importante. Las suturas, incisiones o zonas de cicatrización deben limpiarse con productos estériles y rigurosas técnicas de asepsia para evitar infecciones. Los cuidadores deben tener cuidado de no frotar estas zonas delicadas, sino más bien frotarlas suavemente con compresas estériles empapadas en una solución antiséptica suave. La vigilancia de la herida es esencial para detectar cualquier anomalía, como secreción, calor excesivo o enrojecimiento anormal, que podrían indicar infección.

Por último, no debe pasarse por alto el aspecto **psicológico** de la higiene íntima. Para muchos pacientes, depender de un cuidador para estos cuidados puede ser fuente de vergüenza o malestar emocional. El auxiliar de enfermería debe mostrar amabilidad, discreción y empatía, asegurándose de que cada gesto se realice con respeto y teniendo en cuenta la sensibilidad del paciente. Escuchando activamente y prestando atención a las reacciones del paciente, los cuidados pueden adaptarse para que sean más cómodos y menos invasivos desde el punto de vista psicológico.

<ul><li>Control de desagües y sondas</li></ul>

La monitorización de drenajes y catéteres es una tarea esencial en los cuidados de enfermería, especialmente en urología, donde estos dispositivos se utilizan habitualmente tras una intervención quirúrgica o para el tratamiento de determinadas patologías crónicas. Los drenajes y catéteres desempeñan un papel crucial en la evacuación de fluidos corporales, ya sea orina, secreciones o fluidos postoperatorios, y su correcto funcionamiento es esencial para evitar complicaciones graves, como infecciones u obstrucciones. Un control cuidadoso y regular de estos dispositivos permite detectar a tiempo posibles problemas, garantizando la seguridad y el confort del paciente.

Las sondas urinarias, al igual que las vesicales, se utilizan mucho en urología, bien para drenar la orina si el paciente no puede orinar, bien como parte de la recuperación postoperatoria tras procedimientos como la prostatectomía o la cirugía de vejiga. El control de una sonda urinaria comienza con la comprobación de que la sonda está **bien colocada** y que la **zona de inserción** está **limpia**. El cuidador debe comprobar que la sonda está bien sujeta para evitar desplazamientos accidentales, y asegurarse de que no ejerce una presión excesiva sobre la uretra, lo que podría causar lesiones o molestias. La zona alrededor de la inserción debe estar limpia y sin enrojecimiento, hinchazón o secreción, que son signos precoces de infección. Es aconsejable limpiar regularmente la zona alrededor de la sonda con una solución antiséptica suave para prevenir infecciones, procurando mantener una higiene impecable.

Otro aspecto clave del control de la sonda es **el control del flujo de orina**. El cuidador debe asegurarse de que la orina fluye libremente a través de la sonda y de que la **bolsa de recogida** está colocada por debajo del nivel de la vejiga para evitar cualquier reflujo. Si el flujo es escaso o nulo, puede indicar un bloqueo de la sonda, una torsión o una obstrucción causada por residuos o coágulos. En este caso, es esencial intervenir rápidamente ajustando la posición del catéter o poniéndose en contacto con el equipo sanitario para que lo sustituya si es necesario. También hay que vigilar de cerca el color, la claridad y el olor de la orina, ya que los cambios pueden indicar una infección u otra complicación, como hematuria (sangre en la orina) o una infección urinaria. Un seguimiento atento de estos factores ayuda a prevenir e identificar a tiempo posibles complicaciones, al tiempo que garantiza un drenaje continuo y eficaz.

Los drenajes quirúrgicos, por su parte, suelen utilizarse tras operaciones urológicas para evacuar el exceso de líquidos, como sangre, pus u otras secreciones, que se han acumulado alrededor de la zona operada. Estos drenajes, ya sean pasivos o activos (como los de Redon, conectados a succión), requieren un control regular para garantizar su correcto funcionamiento y evitar infecciones postoperatorias. El auxiliar de enfermería debe comprobar varias veces al día que el drenaje está en buen estado, correctamente colocado y no obstruido. Debe inspeccionarse el lugar de inserción del drenaje en busca de signos de infección, como enrojecimiento, hinchazón o secreción purulenta. Cualquier cambio en el aspecto de la herida o un aumento repentino del volumen de secreciones debe comunicarse inmediatamente, ya que pueden indicar una complicación, como infección o hemorragia.

El **volumen y la naturaleza del líquido drenado** también son indicadores importantes de la evolución de la recuperación postoperatoria. Los cuidadores deben registrar regularmente la cantidad de líquido drenado, así como su aspecto (transparente, turbio, sanguinolento, purulento), ya que cualquier variación anormal puede indicar un problema subyacente que requiera intervención médica. Por ejemplo, un aumento repentino del volumen de líquido podría ser un signo de hemorragia interna, mientras que el líquido purulento puede indicar una infección. Del mismo modo, la falta de drenaje, o un cese brusco del flujo, puede ser signo de un drenaje obstruido o de un mal funcionamiento de la máquina de succión, y requiere una evaluación inmediata.

La gestión de las **bolsas de drenaje** conectadas a catéteres o drenajes es otra parte esencial de la vigilancia. Estas bolsas deben vaciarse regularmente para evitar que se llenen demasiado, lo que podría provocar reflujo y aumentar el riesgo de infección. El vaciado debe realizarse mediante una técnica aséptica, asegurándose de que la salida de la bolsa nunca entra en contacto con superficies contaminadas, y de que la bolsa se vuelve a cerrar correctamente después de cada vaciado para mantener la esterilidad. El nivel de la bolsa de drenaje debe controlarse en todo momento para garantizar que se mantiene por debajo del nivel del paciente, con el fin de favorecer el flujo fluido de los fluidos.

Además de los aspectos técnicos, la **comunicación con el paciente** también es crucial a la hora de monitorizar catéteres y drenajes. El cuidador debe estar atento a las **quejas del paciente**, como dolor, molestias o ardor, que pueden indicar un problema con el dispositivo. Es importante animar al paciente a que comunique cualquier sensación inusual e informarle de la importancia de vigilar estos dispositivos para evitar complicaciones. A veces, basta con ajustar la posición del paciente o cambiar la forma de colocación del dispositivo para mejorar la comodidad y evitar problemas más graves.

Por último, el cuidador desempeña un papel esencial **en la educación del paciente**, sobre todo en el caso de los pacientes que vuelven a casa con un catéter o un drenaje. Es fundamental explicar a los pacientes (y a sus familiares) cómo cuidar de estos dispositivos en casa, cómo vaciar las bolsas de drenaje y qué signos de alarma hay que tener en cuenta para detectar una infección o un mal funcionamiento. El cuidador debe asegurarse de que el paciente dispone de todo el equipo necesario para continuar estos cuidados en casa, y de que comprende la importancia de seguir estrictamente las instrucciones de higiene y control.

    ◦   Cuidados postoperatorios: control de la cicatriz, tratamiento del dolor

Los cuidados postoperatorios, especialmente en urología, constituyen una fase esencial del proceso de recuperación tras una intervención quirúrgica. Dos aspectos clave de estos cuidados son **la vigilancia de la cicatriz** y el **tratamiento del dolor**, que requieren una vigilancia constante por parte de los cuidadores para garantizar una cicatrización óptima y evitar complicaciones. Estos cuidados, aunque rutinarios, desempeñan un papel decisivo en la calidad de vida del paciente tras la operación y en su plena recuperación.

La vigilancia de la cicatriz tras una intervención quirúrgica es crucial para prevenir y detectar infecciones, favorecer la cicatrización y garantizar que la herida se cure correctamente. Una herida quirúrgica puede ser fuente de complicaciones si no se vigila adecuadamente, y pueden aparecer rápidamente signos de infección, sobre todo alrededor de cicatrices internas o suturas visibles. El cuidador debe examinar la cicatriz a diario para identificar cualquier anomalía. Una **cicatriz normal** debe estar limpia, sin enrojecimiento, hinchazón o secreción excesivos. Si la zona alrededor de la herida se calienta al tacto, presenta un enrojecimiento importante, una secreción purulenta o un dolor creciente, puede indicar una **infección**. Es esencial actuar con rapidez informando al equipo médico para que pueda administrarse el tratamiento adecuado.

El **apósito** desempeña un papel fundamental en la protección de la cicatriz. Debe cambiarse regularmente, en condiciones de estricta asepsia, para evitar la contaminación de la herida por bacterias externas. El auxiliar de enfermería también debe asegurarse de que el apósito permanezca seco y limpio, ya que un apósito húmedo o sucio puede favorecer la proliferación de gérmenes. Los apósitos modernos, que suelen ser adhesivos y transparentes, facilitan el seguimiento de la cicatriz sin tener que retirar el apósito. Sin embargo, si hay humedad bajo el apósito, como acumulación de secreciones, es esencial cambiarlo rápidamente para evitar la maceración, que puede retrasar la cicatrización.

La cicatrización también depende del estado general del paciente. Una buena **nutrición** y una **hidratación** adecuada favorecen la regeneración de los tejidos y aceleran el cierre de la herida. Los cuidadores deben asegurarse de que los pacientes sigan una dieta equilibrada y consuman suficientes líquidos, ya que la deshidratación o una nutrición deficiente pueden dificultar el proceso de cicatrización. Además, es fundamental limitar la **movilización excesiva de** la zona operada. Si la cicatriz está situada en una zona sujeta a tensión (por ejemplo, el abdomen o la ingle tras una cirugía urológica), es importante asegurarse de que el paciente sigue las instrucciones de reposo y evita movimientos bruscos que puedan reabrir la herida.

Junto con la vigilancia de la cicatriz, **el tratamiento del dolor** es un aspecto igualmente fundamental de los cuidados postoperatorios. El dolor, si no se controla adecuadamente, puede tener un impacto directo en el proceso de curación, al aumentar el estrés, reducir la movilidad del paciente y ralentizar la recuperación. La función del auxiliar de enfermería es controlar la intensidad del dolor, utilizando escalas de **evaluación** adecuadas (numéricas o visuales), y asegurarse de que el tratamiento analgésico prescrito se administra correctamente y es eficaz.

Existen varios tipos de tratamiento para el dolor postoperatorio, en función de la naturaleza y gravedad de la operación. Los **analgésicos de nivel 1**, como el paracetamol, suelen administrarse para el dolor leve o moderado. Para el dolor más intenso, sobre todo después de operaciones urológicas mayores como la prostatectomía o la nefrectomía, pueden ser necesarios **analgésicos de nivel 2** (opiáceos suaves como la codeína) o **de nivel 3** (morfina y derivados). Los cuidadores deben vigilar de cerca el efecto de estos fármacos, asegurándose de que el dolor está bien controlado y observando cualquier **efecto secundario**, como náuseas, vómitos o estreñimiento, que son frecuentes con los opiáceos.

Además de la medicación, otras medidas no farmacológicas pueden ayudar a **controlar el dolor**. La aplicación **de compresas frías** en la zona operada puede reducir la inflamación y aliviar el dolor localizado. Los cuidadores también pueden fomentar técnicas de **relajación**, como la respiración profunda, para ayudar a los pacientes a controlar el dolor de forma más eficaz. Es importante destacar que el dolor no es sólo físico, sino que también puede tener un impacto psicológico. La escucha activa y el apoyo emocional son esenciales para ayudar a los pacientes en esta difícil fase de su recuperación.

Uno de los objetivos del tratamiento del dolor es también permitir que el paciente **movilice** suavemente las zonas operadas lo antes posible. Una movilización precoz, aunque sea leve, es importante para prevenir complicaciones como la **trombosis venosa** (coágulos de sangre) o **las escaras** en pacientes encamados. Al aliviar el dolor adecuadamente, el auxiliar de enfermería permite al paciente levantarse gradualmente, moverse y recuperar parte de su independencia, evitando al mismo tiempo comprometer el proceso de curación.

La **comunicación** entre paciente y cuidador es esencial en el tratamiento del dolor. Hay que animar a los pacientes a que expresen sus sensaciones, a que informen de cualquier dolor persistente o nuevo y a que participen activamente en su propio alivio siguiendo las instrucciones. El auxiliar de enfermería desempeña un papel clave en esta dinámica garantizando un seguimiento atento, adaptando los cuidados en función de las necesidades del paciente y actuando como interlocutor privilegiado entre el paciente y el equipo médico.

3. Comodidad y movilidad del paciente
◦ Ayuda a la movilización tras la cirugía

La ayuda a la movilización tras una intervención quirúrgica es una etapa crucial en la recuperación del paciente. La movilización precoz, es decir, animar al paciente a moverse, levantarse y caminar lo antes posible después de una operación, desempeña un papel esencial en la prevención de complicaciones y el fomento de una recuperación rápida. Reduce el riesgo de **complicaciones postoperatorias** como **la trombosis venosa profunda** (coágulos sanguíneos), **las escaras** (úlceras por presión) y **las complicaciones respiratorias** asociadas al reposo prolongado en cama. El auxiliar de enfermería, a través de su apoyo y supervisión, es un actor clave en esta fase de reeducación, proporcionando tanto asistencia técnica como apoyo psicológico.

La movilización debe adaptarse al estado del paciente, a la naturaleza de la intervención quirúrgica y a la evolución de su convalecencia. Tras una intervención urológica, como **una prostatectomía**, una **nefrectomía** o una operación de vejiga, el dolor, la fatiga y los posibles dispositivos médicos (como sondas urinarias o drenajes) pueden limitar los movimientos del paciente. Por lo tanto, es importante proceder gradualmente, teniendo en cuenta las limitaciones físicas y la ansiedad que pueda sentir el paciente al moverse después de la operación.

En las horas siguientes a la operación, puede iniciarse la **movilización pasiva**. Consiste en ayudar al paciente a cambiar de posición en la cama, levantándole suavemente las piernas o ayudándole a ponerse de lado. Este cambio de posición ayuda a prevenir **las escaras** y favorece la circulación sanguínea. El cuidador también puede animar al paciente a realizar movimientos sencillos, como **doblar y estirar los pies** o **mover suavemente las piernas**, para estimular la circulación y prevenir la formación de coágulos. Estos movimientos, aunque limitados, son esenciales para prevenir **la estasis venosa** y mantener una actividad muscular mínima.

Una vez que el paciente está estabilizado y en condiciones adecuadas, normalmente entre 24 y 48 horas después de la operación, puede comenzar **la movilización activa**. Esta fase consiste en animar al paciente a levantarse y sentarse en el borde de la cama con la ayuda del asistente. Este acto aparentemente sencillo puede suponer un verdadero reto para el paciente, sobre todo si sufre dolores postoperatorios o mareos. El auxiliar de enfermería desempeña aquí un papel crucial, proporcionando apoyo físico, sujetando al paciente para evitar cualquier desequilibrio y dándole ánimos verbales. Es importante proceder despacio y con cuidado, atento a signos de **malestar**, como mareos, palidez repentina o aceleración del ritmo cardíaco, que pueden indicar hipotensión ortostática (descenso de la tensión arterial al pasar a la posición de pie).

Una vez sentado en el borde de la cama, se puede animar gradualmente al paciente a **levantarse** y, con la ayuda del asistente o de un andador, a dar algunos pasos por la habitación. Estos primeros pasos, aunque limitados, son esenciales para devolver al paciente la confianza en su capacidad para moverse después de la operación. El cuidador debe permanecer atento a cada movimiento, asegurándose de que los dispositivos médicos, como catéteres o drenajes, estén correctamente colocados para evitar cualquier tracción o molestia.

Con el tiempo, el objetivo es aumentar gradualmente la amplitud y la duración de los movimientos. Se puede animar a los pacientes a caminar durante periodos cada vez más largos, primero en su habitación y luego en el pasillo, siempre bajo supervisión.

Caminar con regularidad ayuda a prevenir muchas complicaciones, ya que mejora la circulación sanguínea, estimula los movimientos intestinales (que a menudo se interrumpen tras una operación) y favorece la reexpansión pulmonar, lo que ayuda a prevenir **complicaciones respiratorias** como la neumonía. Además, la recuperación de la movilidad tiene un efecto positivo en la moral del paciente, ya que le devuelve la sensación de control e independencia.

El tratamiento del dolor es un elemento fundamental para facilitar la movilización. El dolor postoperatorio, si no se alivia adecuadamente, puede dificultar el deseo del paciente de movilizarse. Por ello, el auxiliar de enfermería debe asegurarse de que los tratamientos analgésicos se administran y adaptan correctamente, para que el dolor no se convierta en un obstáculo para la recuperación. Los métodos no farmacológicos, como la aplicación de hielo en la zona operada o las técnicas de relajación, también pueden utilizarse para aliviar el dolor y facilitar el movimiento.

Los cuidadores también deben tener en cuenta los **factores psicológicos** que pueden influir en la movilización. Algunos pacientes pueden tener miedo o ansiedad a moverse después de la operación, por temor a experimentar dolor o empeorar su estado. En estas situaciones, el papel del asistente no se limita al aspecto físico, sino que también implica apoyo psicológico. Es importante animar a los pacientes, responder a sus preocupaciones y recordarles los beneficios de la movilización para su recuperación. Una actitud comprensiva y tranquilizadora puede ayudar a superar estos temores.

Por último, la ayuda a la movilidad después de una intervención quirúrgica no termina en el hospital. Cuando el paciente vuelve a casa, a menudo es necesario continuar estos esfuerzos para recuperar la movilidad completa. El asistente asistencial, en colaboración con el fisioterapeuta o el médico, debe proporcionar al paciente y a su familia **consejos prácticos sobre** cómo continuar la movilización de forma segura en casa. Esto puede incluir ejercicios específicos, recomendaciones sobre la frecuencia de los movimientos o consejos para evitar caídas. El cuidador también se asegura de que el entorno doméstico del paciente sea adecuado, eliminando obstáculos y garantizando que el paciente disponga de ayudas técnicas apropiadas (como un andador o barras de sujeción).

- ○ Prevención de las úlceras por presión y vigilancia de la piel

La **prevención de las úlceras por presión** y la **vigilancia de la piel** son prioridades absolutas en el cuidado de los pacientes encamados o con movilidad reducida, porque las úlceras por presión, también conocidas como **escaras,** pueden tener graves consecuencias para la salud del paciente. Las úlceras por presión se forman cuando la presión ejercida sobre determinadas zonas del cuerpo, combinada con la fricción o la inmovilidad prolongada, provoca una reducción del riego sanguíneo al tejido cutáneo, dando lugar a lesiones cutáneas que pueden convertirse en heridas profundas. Estas lesiones suelen aparecer en zonas óseas del cuerpo, como los talones, las caderas, el sacro o los codos. La prevención de las úlceras por presión requiere una vigilancia constante por parte del equipo asistencial, la movilización periódica del paciente y un seguimiento cuidadoso del estado de la piel.

Una de las primeras medidas preventivas es **reducir los puntos de presión** en las zonas de riesgo. Para ello, es esencial **cambiar regularmente** la **posición del** paciente encamado. Según el estado del paciente, se recomienda cambiar de posición cada dos horas para evitar que determinadas zonas estén sometidas a una presión prolongada. Los cuidadores deben mover al paciente con cuidado, utilizando técnicas adecuadas para limitar el roce y el cizallamiento, que pueden aumentar el riesgo de lesiones cutáneas. Por ejemplo, cuando sea necesario levantar o girar a un paciente, el uso de **labios de transferencia** o **sábanas deslizantes** permite moverlo con suavidad, reduciendo la fricción sobre la piel.

Los cojines y **colchones especiales** también desempeñan un papel crucial en la prevención de las úlceras por presión. Dispositivos como los **colchones de aire dinámicos** o **las almohadillas de gel** distribuyen la presión uniformemente por el cuerpo, reduciendo los puntos de presión. Estos dispositivos son especialmente eficaces para los pacientes con alto riesgo de desarrollar úlceras por presión, como los que sufren problemas circulatorios o desnutrición. El auxiliar de enfermería debe asegurarse de que estos dispositivos se utilizan y colocan correctamente, ajustando regularmente los soportes en función de las necesidades del paciente.

La **vigilancia** periódica **de la piel** es otro componente esencial de la prevención de las úlceras por presión. Los cuidadores deben examinar a diario la piel de los pacientes encamados, sobre todo en las zonas de alto riesgo, para detectar los primeros signos de formación de úlceras por presión. Estos signos incluyen enrojecimiento persistente que no desaparece con la presión (fase 1), zonas más calientes o más frías que el resto de la piel, hinchazón o zonas en las que la piel se vuelve más blanda o más dura. El enrojecimiento que persiste después de aliviar la presión suele ser el primer signo de alerta de una úlcera por presión. Intervenir en esta fase puede evitar que la lesión empeore. Los cuidadores también deben estar atentos a las quejas de hormigueo o malestar de los pacientes, que pueden indicar irritación de la piel.

La higiene de la piel también desempeña un papel clave en la prevención de las úlceras por presión. La piel de los pacientes encamados o incontinentes es especialmente vulnerable a la irritación, ya que la humedad y la acidez de la orina o las heces pueden romper la barrera cutánea. Por lo tanto, es importante mantener **una limpieza regular** y suave, utilizando productos no irritantes y **cremas barrera** para proteger la piel, especialmente en las zonas propensas a la maceración. Después de cada lavado, la piel debe secarse bien, ya que la humedad favorece la formación de escaras. Para los pacientes que sufren incontinencia, es crucial cambiar con frecuencia los absorbentes, al tiempo que se comprueba que la piel permanece limpia y seca.

La nutrición es otro factor clave para prevenir las úlceras por presión. Los pacientes desnutridos o deshidratados son más propensos a desarrollar úlceras por presión, ya que su piel es más frágil y cicatriza peor. Los cuidadores deben asegurarse de que los pacientes reciben una dieta suficiente y equilibrada, rica en proteínas, vitaminas y minerales, que son esenciales para la regeneración del tejido cutáneo. La hidratación es igualmente importante: una piel bien hidratada es más resistente y menos propensa a las lesiones. Si es necesario, pueden ofrecerse suplementos nutricionales a los pacientes con carencias nutricionales.

Si aparece una úlcera por presión, incluso en una fase temprana, es crucial adaptar los cuidados de inmediato. La zona afectada debe liberarse de toda presión, y pueden aplicarse **apósitos específicos** para proteger la piel y favorecer la cicatrización. Los apósitos hidrocoloides, por ejemplo, crean un entorno húmedo propicio para la cicatrización y protegen la herida de los agentes infecciosos. Los cuidadores deben vigilar atentamente la evolución de la herida, teniendo en cuenta su aspecto, profundidad y cualquier cambio sospechoso. Si la úlcera por presión empeora, con necrosis tisular o infección, es necesaria la intervención de un médico o especialista en heridas para aplicar tratamientos más avanzados, como el desbridamiento quirúrgico o la aplicación de terapias de presión negativa.

La movilización regular del paciente, aunque sea con moderación, es un elemento clave en la prevención de las úlceras por presión. Animar al paciente a moverse, sentarse o cambiar de postura (cuando su estado lo permita) contribuye a reducir la presión en determinadas zonas y a mejorar la circulación sanguínea. El auxiliar de enfermería debe colaborar con el equipo médico y los fisioterapeutas para elaborar un plan de movilización adaptado a las capacidades del paciente.

○ Instalación del paciente para exámenes y procedimientos (cistoscopia, radiología)

La **preparación del paciente** para los exámenes y procedimientos es una etapa esencial, destinada a garantizar tanto su comodidad como su seguridad, facilitando al mismo tiempo la realización del acto médico en condiciones óptimas. Ya se trate de una **cistoscopia**, una **radiografía** u otro procedimiento ,urológico el auxiliar de enfermería desempeña un papel fundamental en la preparación física y psicológica del paciente. Un posicionamiento correcto no sólo reduce las molestias y la ansiedad del paciente, sino que también evita complicaciones asociadas a una mala postura o a una inmovilización prolongada. Por lo tanto, es crucial que el auxiliar de enfermería siga protocolos precisos al tiempo que muestra empatía para satisfacer las necesidades individuales del paciente.

Durante una **cistoscopia**, examen urológico invasivo que consiste en explorar el interior de la vejiga y la uretra mediante un cistoscopio, la colocación de la paciente es una etapa delicada. Por lo general, la paciente se coloca en **posición ginecológica** sobre una mesa de exploración, con las piernas ligeramente separadas y apoyadas en estribos, lo que permite un acceso óptimo a la uretra. El asistente debe asegurarse de que la paciente esté cómoda y estable, ajustando los estribos para que las piernas estén bien apoyadas sin crear tensión en la zona lumbar o las caderas. Antes de empezar, es importante **preparar al paciente** explicándole cómo se llevará a cabo el examen, respondiendo a cualquier pregunta que pueda tener y tranquilizándole sobre cuánto durará el procedimiento y cómo puede sentirse. La comunicación es esencial para reducir la ansiedad, sobre todo durante un examen que se percibe como íntimo o incómodo.

Una vez instalado el paciente, es importante asegurarse de que todo el material necesario esté al alcance del médico o del equipo médico, garantizando al mismo tiempo la **esterilidad** del campo operatorio. El auxiliar de enfermería también debe velar por proteger el pudor del paciente descubriendo sólo las partes del cuerpo necesarias para la operación y cubriendo el resto del cuerpo con sábanas o paños estériles. Mantener la intimidad y la dignidad es especialmente crucial en procedimientos invasivos como la cistoscopia, en los que el paciente puede sentirse vulnerable.

Cuando se utiliza un **cistoscopio rígido**, es importante inmovilizar al paciente para evitar movimientos bruscos durante la inserción del instrumento. Por lo tanto, el asistente debe asegurarse de que el paciente esté bien colocado y permanezca relajado. Si es necesario, el equipo médico puede administrar un anestésico local o un sedante para reducir las molestias, pero incluso en estos casos, el apoyo del cuidador sigue siendo crucial para ajustar la posición del paciente y tranquilizarlo durante todo el examen.

Cuando se realizan exámenes **radiológicos**, ya sea con fines diagnósticos o como parte del seguimiento postoperatorio, la colocación del paciente también reviste gran importancia. Ya se trate de una **radiografía**, un **escáner** o **una resonancia magnética**, el auxiliar asistencial debe asegurarse de que el paciente esté correctamente colocado en la mesa de exploración, a menudo **tumbado**, para garantizar imágenes precisas. En radiología, a menudo es necesario **permanecer de pie**, por lo que es esencial que el paciente esté instalado en una posición que sea a la vez cómoda y estable, para minimizar los movimientos involuntarios que podrían afectar a la calidad del examen.

Para los pacientes que sufren dolores postoperatorios o patologías crónicas, como trastornos urológicos u ortopédicos, permanecer inmóviles durante una exploración puede ser una prueba difícil. Por ello, los cuidadores deben procurar colocar **cojines** o **soportes** bajo las zonas sensibles, como la zona lumbar o las rodillas, para aliviar los puntos de presión y evitar cualquier molestia. En algunos casos, pueden utilizarse correas o dispositivos especiales para mantener al paciente en la posición requerida, garantizando al mismo tiempo su comodidad.

La preparación del paciente para un examen de rayos X también implica **comprobar que no existen contraindicaciones**, en particular con respecto a objetos metálicos o dispositivos médicos implantados. Para una resonancia magnética, por ejemplo, es esencial asegurarse de que el paciente no lleva ningún objeto metálico, ya sean joyas, prótesis dentales removibles o dispositivos médicos que no sean compatibles con el potente campo magnético de la resonancia magnética. Por lo tanto, el asistente debe tomarse el tiempo necesario para comprobar estos detalles con el paciente antes de entrar en la sala de exploración y explicarle la importancia de esta precaución.

Además de los aspectos técnicos, el apoyo **psicológico** al paciente es un aspecto fundamental de la instalación para exámenes y operaciones. Algunos pacientes pueden sentirse ansiosos ante procedimientos con los que no están familiarizados o que prevén que serán dolorosos o incómodos. El asistente sanitario debe escuchar estos temores y responder con amabilidad y claridad para tranquilizar al paciente. Por ejemplo, para una exploración como una resonancia magnética, en la que el paciente permanece encerrado en un túnel durante varios minutos, es esencial explicarle de antemano cómo se sentirá, insistirle en que no sentirá dolor y recordarle que estará constantemente vigilado por el equipo médico. También pueden sugerirse técnicas de **relajación**, como la respiración profunda, para ayudar al paciente a controlar mejor su estrés.

Por último, tras el examen o la intervención, el cuidador debe ayudar al paciente a **tranquilizarse** para que pueda recuperarse. Para los pacientes que han recibido anestesia local o general, o para los que han estado en una posición incómoda durante mucho tiempo, es crucial asegurarse de que no se sienten mareados o débiles antes de ayudarles a levantarse o a moverse. El apoyo físico y el acompañamiento durante la transición al dormitorio o a la sala de descanso son esenciales para evitar cualquier incomodidad o caída.

Capítulo 4

Gestión de urgencias en urología

1. **Reconocimiento y respuesta a las complicaciones urológicas**

   ◦ Retención urinaria aguda

La retención urinaria aguda es una urgencia urológica caracterizada por la incapacidad repentina de orinar, a pesar de tener la vejiga llena. Esta afección puede causar molestias importantes y dolor intenso, ya que la orina sigue acumulándose en la vejiga sin poder ser expulsada. La retención urinaria aguda requiere un tratamiento rápido para aliviar el dolor y evitar complicaciones graves, como daños renales o infecciones urinarias. Este problema puede afectar tanto a hombres como a mujeres, aunque es mucho más frecuente en los hombres, sobre todo debido a patologías relacionadas con la próstata.

Las causas de la retención urinaria aguda son variadas y pueden incluir **obstrucciones mecánicas** o **funcionales de** las vías urinarias. Una de las causas más frecuentes en los hombres es la **hiperplasia benigna de próstata** (**HBP**), un agrandamiento de la glándula prostática que comprime la uretra y obstruye el paso de la orina. Este fenómeno suele agravarse por factores desencadenantes, como la ingesta excesiva de líquidos, la toma de ciertos medicamentos (anticolinérgicos o simpaticomiméticos) o episodios de estreñimiento. En las mujeres, la retención aguda de orina puede producirse como consecuencia de un **prolapso pélvico**, en el que los órganos pélvicos descienden y comprimen la uretra, o tras determinadas intervenciones ginecológicas.

Los **síntomas** de la retención urinaria aguda se reconocen rápidamente. El paciente se queja de ganas de orinar, pero es incapaz de hacerlo. Esta incapacidad va acompañada de una sensación de tensión dolorosa en el bajo vientre, relacionada con la distensión de la vejiga. Al tacto, el abdomen suele estar duro y abultado por encima del pubis, signo de una vejiga llena y distendida. El dolor puede ser intenso, aumentando el malestar del paciente y requiriendo una intervención inmediata para aliviar la vejiga.

El tratamiento inicial de la retención urinaria aguda consiste en **drenar** la **orina** de la vejiga para aliviar el dolor y evitar complicaciones. El método más habitual y rápido consiste en insertar una **sonda urinaria** (sonda vesical). El asistente sanitario desempeña un papel clave en este procedimiento, preparando el equipo necesario y apoyando al paciente en todo momento. La sonda suele introducirse a través de la uretra, siguiendo estrictos protocolos de esterilidad para evitar infecciones. Una vez colocada la sonda, se evacua la orina y el paciente siente un alivio inmediato. Es habitual que durante el primer vaciado de la vejiga se evacuen grandes volúmenes de orina, a veces más de un litro.

En algunos casos, si no se puede insertar una sonda uretral debido a una obstrucción, se **puede** insertar una **sonda** suprapúbica. Se trata de introducir una sonda directamente en la vejiga a través de la pared abdominal, con anestesia local. Esta técnica se utiliza cuando la obstrucción es demasiado grande para pasar una sonda a través de la uretra, o cuando existen contraindicaciones para el sondaje uretral.

Una vez tratada la retención urinaria aguda mediante sondaje vesical, el equipo médico lleva a cabo investigaciones para identificar la **causa subyacente de** la retención. Además de la anamnesis, se suele realizar una **evaluación urológica**, que incluye pruebas de imagen como la ecografía para evaluar el tamaño de la próstata en los hombres, o para detectar anomalías pélvicas o de la vejiga en las mujeres. También se realiza un **análisis de orina** para detectar cualquier infección urinaria, que puede ser consecuencia o causa de la retención urinaria.

El tratamiento a largo plazo depende de la causa identificada. En los hombres que padecen HBP, suelen prescribirse tratamientos farmacológicos como los **alfabloqueantes** para relajar los músculos de la próstata y facilitar el flujo de orina. En los casos más graves, puede ser necesaria la cirugía para reducir el tamaño de la próstata (resección transuretral de la próstata o prostatectomía). En las mujeres, el tratamiento puede incluir medidas para corregir el prolapso o resolver otras causas anatómicas de la obstrucción. A veces, se recomienda la **rehabilitación perineal** para fortalecer los músculos pélvicos y ayudar a prevenir la recurrencia de la retención.

El **seguimiento** tras el episodio agudo es esencial. Si se ha insertado una sonda ,urinaria el cuidador debe asegurarse de que funciona correctamente y vigilar el color, la cantidad y el olor de la orina, así como el estado de la zona de inserción para evitar infecciones. El paciente debe ser consciente de los signos de advertencia de una recurrencia, como la dificultad para orinar, la reducción del flujo de orina o el dolor en la parte baja del abdomen, y debe saber cuándo buscar rápidamente atención médica para evitar nuevas retenciones.

No debe pasarse por alto el aspecto **psicológico** de la retención urinaria aguda. La sensación de no poder evacuar la orina y el dolor asociado a la distensión vesical pueden ser muy estresantes para el paciente. El auxiliar de enfermería debe mostrar empatía, tranquilizar al paciente y explicarle los pasos del tratamiento, haciendo hincapié en el carácter temporal de la situación. El apoyo asistencial ayuda a reducir la ansiedad y a que la experiencia sea menos traumática para el paciente.

○ Infección urinaria grave: sepsis urológica

La infección urinaria grave, cuando evoluciona a **sepsis urológica**, representa una situación médica grave que requiere un tratamiento urgente e intensivo. La sepsis urológica es una respuesta inflamatoria sistémica desencadenada por una infección urinaria que se ha extendido al torrente sanguíneo, lo que puede provocar un fallo orgánico. Esta afección suele estar causada por una infección ascendente que se inicia en el tracto urinario inferior, como una cistitis o una pielonefritis, y se complica cuando no se trata a tiempo o de forma adecuada. La progresión a sepsis es potencialmente mortal, ya que las bacterias responsables de la infección invaden el torrente sanguíneo y provocan una reacción inflamatoria generalizada en todo el organismo.

Las **causas de** la sepsis urológica son variadas, pero entre las principales figuran **las infecciones urinarias no tratadas**, las **obstrucciones del tracto urinario** (como cálculos renales o hipertrofia prostática benigna), **el sondaje urinario prolongado** o **procedimientos quirúrgicos** como la cateterización o la colocación de endoprótesis en el uréter. Estas condiciones favorecen el estancamiento de la orina, creando un entorno propicio para la proliferación bacteriana y facilitando el paso de gérmenes al torrente sanguíneo. Las bacterias más frecuentemente implicadas en la sepsis urológica son **las gramnegativas**, como **Escherichia coli**, pero también pueden intervenir otros patógenos.

Los **síntomas** de una infección urinaria grave que evoluciona a una sepsis urológica son dramáticos y requieren atención médica inmediata. El paciente presenta signos clásicos de infección urinaria, como dolor al orinar (disuria), micción frecuente, fiebre y dolor en el bajo vientre o los riñones (lumbalgia). Sin embargo, en caso de sepsis, estos síntomas se acompañan rápidamente de signos más sistémicos: **fiebre alta** (o a veces hipotermia), **escalofríos**, **taquicardia** (aumento de la frecuencia cardiaca), **hipotensión** (disminución de la tensión arterial), **confusión** o alteración de la conciencia y, en casos avanzados, signos de **insuficiencia orgánica**, como dificultades respiratorias o disminución de la producción de orina.

La sepsis urológica se desarrolla en varias etapas. Cuando se identifica en una fase temprana, el paciente puede presentar un **síndrome de respuesta inflamatoria sistémica (SRIS)**, en el que la inflamación se extiende por todo el organismo. Si no se trata rápidamente, la infección evoluciona a una **sepsis grave**, con insuficiencia orgánica potencialmente mortal, como insuficiencia renal aguda, hipotensión resistente al tratamiento e insuficiencia respiratoria. En los casos más graves, la sepsis evoluciona a **shock séptico**, una emergencia absoluta en la que la presión arterial cae peligrosamente y varios órganos pueden dejar de funcionar, requiriendo cuidados intensivos.

El **manejo de la sepsis urológica** implica una serie de pasos, todos los cuales deben tomarse con urgencia. En primer lugar, es esencial administrar **antibióticos de amplio espectro** tan pronto como se sospeche una sepsis, sin esperar a los resultados de los cultivos de orina y sangre. El tratamiento suele ajustarse posteriormente en función de los resultados del antibiograma para centrarse en el patógeno específico. **La terapia antibiótica** debe administrarse por vía intravenosa para que actúe con rapidez, y en algunos casos es necesaria la hospitalización en una unidad de cuidados intensivos para vigilar de cerca las funciones vitales del paciente.

Además de la terapia antibiótica, el tratamiento de la sepsis urológica también implica **desbloquear la obstrucción del tracto urinario** si está presente. Las obstrucciones pueden deberse a cálculos renales, tumores o anomalías anatómicas. El drenaje de la vejiga y los riñones es crucial para eliminar la infección en su origen. Para ello puede ser necesario insertar una **sonda urinaria**, una **endoprótesis ureteral** o, en casos más graves, una **nefrostomía** (drenaje directo del riñón a través de una abertura en la piel). La eliminación de la obstrucción reduce la presión en las vías urinarias y evita la retención de orina, que favorece la proliferación bacteriana.

Otro aspecto clave del tratamiento es la **reanimación hemodinámica** para estabilizar al paciente. Debido a la hipotensión grave que suele asociarse al shock séptico, se administran infusiones intravenosas de líquidos para mantener la presión arterial y mejorar la circulación. Si esto no es suficiente, pueden ser necesarios fármacos vasopresores para aumentar la presión arterial y garantizar un aporte sanguíneo adecuado a los órganos vitales.

El papel del asistente sanitario en el tratamiento de la sepsis urológica es vital, sobre todo en la monitorización continua del estado del paciente y en el apoyo psicológico y físico que proporciona. Debe vigilar de cerca **parámetros vitales** como la temperatura, la frecuencia cardiaca, la tensión arterial y la frecuencia respiratoria, en colaboración con el equipo de enfermería. Además, el cuidador suele encargarse de **controlar la orina**, observando su cantidad y aspecto, lo que puede proporcionar pistas valiosas sobre la evolución de la infección. Cualquier cambio repentino en el estado del paciente, como un deterioro de la consciencia, un aumento de la fiebre o un descenso de la producción de orina, debe comunicarse inmediatamente al equipo médico.

No deben descuidarse los aspectos **psicológicos** y **emocionales** del tratamiento. La sepsis urológica es una enfermedad extremadamente estresante para el paciente y sus allegados. El auxiliar de enfermería desempeña un papel importante tranquilizando al paciente, explicándole las fases del tratamiento y proporcionándole una presencia constante y tranquilizadora. El miedo y la ansiedad que suelen acompañar a una situación tan grave pueden aliviarse con explicaciones claras y una atención empática.

  ◦   Hemorragia postoperatoria

La hemorragia postoperatoria es una complicación temida que puede producirse tras una intervención quirúrgica y que requiere un tratamiento rápido y riguroso. Se caracteriza por una pérdida excesiva de sangre de la zona quirúrgica, que puede provocar desequilibrios hemodinámicos, shock hemorrágico y, en los casos más graves, pérdida de funciones vitales. El tratamiento de esta complicación se basa en la detección precoz de los signos de hemorragia, la vigilancia continua del paciente y la intervención médica inmediata.

La hemorragia postoperatoria puede tener muchas **causas**. Puede producirse como resultado de un fallo de las suturas o puntos de ligadura para asegurar la hemostasia (control de la hemorragia) durante la operación. En algunos casos, puede deberse a trastornos de la coagulación del paciente, infecciones o movimientos precoces que ejercen una tensión excesiva en la zona operada. Las operaciones urológicas, en particular las que afectan a órganos ricos en vasos sanguíneos como los riñones, la próstata o la vejiga, son especialmente propensas a las hemorragias, debido a la complejidad de las estructuras y a la proximidad de vasos sanguíneos importantes.

Los **signos de alarma** de una hemorragia postoperatoria deben ser vigilados atentamente por el equipo de enfermería. La **hemorragia externa**, visible en la zona quirúrgica, es el signo más evidente. Puede adoptar la forma de una supuración continua o de un flujo más abundante de sangre de color rojo brillante, lo que indica una hemorragia activa. Los apósitos empapados de sangre o las secreciones de las sábanas deben controlarse sistemáticamente, y debe registrarse la cantidad para informar al equipo médico.

Sin embargo, no todas las hemorragias postoperatorias son visibles. **Una hemorragia interna** puede producirse en una cavidad corporal, como el abdomen o el tórax, sin signos externos aparentes. En estos casos, el auxiliar de enfermería debe estar especialmente atento a síntomas más sutiles, como **palidez repentina**, **sudor frío**, **descenso de la tensión arterial** (hipotensión), **aumento de la frecuencia cardiaca** (taquicardia) o **disminución de la diuresis** (menor producción de orina). Estos signos indican que el volumen sanguíneo está disminuyendo rápidamente y que el paciente está entrando en **shock hemorrágico**.

Dependiendo de la magnitud de la hemorragia, las **consecuencias** pueden variar. Una hemorragia moderada puede provocar debilidad, mareos y malestar general, pero una hemorragia masiva puede desembocar en un shock hemorrágico, una situación en la que el corazón ya no es capaz de mantener una presión sanguínea suficiente para irrigar los órganos vitales. El shock hemorrágico es una emergencia potencialmente mortal que requiere una intervención inmediata para restablecer el volumen sanguíneo circulante y detener la hemorragia.

El tratamiento inicial de la hemorragia postoperatoria comienza con la estabilización del paciente. En caso de hemorragia intensa, el primer paso es aplicar **compresión local** en la zona quirúrgica para intentar controlar la hemorragia. Si se sospecha una hemorragia interna, se debe mantener al paciente en observación constante hasta que llegue el médico o el cirujano para evaluar la situación.

La reanimación con líquidos es un paso esencial en el tratamiento de la hemorragia. El paciente recibe **infusiones intravenosas** de soluciones para compensar la pérdida de volumen sanguíneo y mantener la presión arterial. En los casos más graves, puede ser necesaria una **transfusión de sangre** para reponer la sangre perdida y restablecer los niveles de hemoglobina, que son esenciales para transportar oxígeno a los órganos. Los cuidadores deben asegurarse de que estas infusiones se administran rápidamente y de que el estado del paciente se vigila de cerca durante la reanimación.

Cuando la hemorragia se debe a un defecto en la zona quirúrgica, puede ser necesaria **otra intervención** para detener la hemorragia. El cirujano puede tener que reabrir la herida para identificar y reparar los vasos sangrantes, o evacuar un hematoma interno que esté comprimiendo los órganos circundantes. En estas situaciones, el auxiliar sanitario desempeña un papel crucial en la preparación del paciente para una intervención quirúrgica urgente, informando al equipo médico, controlando las constantes vitales y asegurándose de que se aplican los protocolos necesarios.

Una vez controlada la hemorragia, la **vigilancia posterior** es igual de importante para prevenir la recurrencia y gestionar cualquier complicación. El auxiliar de enfermería debe vigilar de cerca la herida quirúrgica, revisando regularmente el apósito para detectar cualquier signo de hemorragia. Los **parámetros vitales** deben controlarse con frecuencia, vigilando estrechamente la tensión arterial, el pulso, la temperatura y la diuresis. También es importante vigilar cualquier **hematoma** subcutáneo o hinchazón alrededor de la zona quirúrgica, lo que podría indicar una acumulación de sangre no drenada.

La **recuperación** de una hemorragia postoperatoria puede ser larga, sobre todo si ha sido necesaria una transfusión de sangre o una intervención quirúrgica de urgencia. Es esencial un seguimiento cuidadoso del estado general del paciente, incluida la recuperación de la energía y la vuelta gradual a una dieta normal. En algunos casos, pueden realizarse exámenes adicionales, como ecografías o tomografías computarizadas (TC(, para garantizar que no haya hemorragias residuales.

El papel del auxiliar de enfermería no se limita a la vigilancia física. También incluye un aspecto **psicológico**, tranquilizar al paciente, que puede estar muy ansioso ante la posibilidad de una hemorragia. El auxiliar de enfermería debe explicar con claridad cada etapa de los cuidados y los procedimientos venideros, estando atento a los signos de angustia emocional. Esta dimensión humana de los cuidados es esencial para ayudar a la paciente a superar esta complicación inesperada con el menor estrés posible.

2. **El papel del auxiliar de enfermería en el equipo de urgencias**
   ◦ Gestión del estrés y las emociones en situaciones de emergencia

Gestionar el estrés y las emociones ante las emergencias es un aspecto fundamental del trabajo en un entorno médico, sobre todo para los cuidadores que se enfrentan a situaciones críticas en las que la vida de los pacientes puede correr peligro. En un entorno en el que hay que tomar decisiones con rapidez y la presión es constante, saber gestionar las emociones y el estrés es esencial para garantizar la seguridad del paciente y mantener la máxima calidad asistencial. Los cuidadores, como auxiliares de enfermería, enfermeros y médicos, suelen estar en primera línea cuando se enfrentan a situaciones inesperadas, en las que el autocontrol y la capacidad de actuar con calma y eficacia son primordiales.

Cuando se produce **una emergencia**, como una parada cardiaca, una hemorragia masiva o un shock anafiláctico, el estrés puede manifestarse de diversas formas. Puede dar lugar a reacciones físicas como un aumento del ritmo cardíaco, una respiración más rápida o una sudoración excesiva, así como a reacciones psicológicas como el pánico, la confusión o la parálisis ante la acción. En esos momentos, **la gestión del** estrés consiste en canalizar esas reacciones para no dejar que las emociones desborden nuestra capacidad de juzgar y actuar. La capacidad de mantener la concentración y actuar metódicamente bajo presión es un signo de profesionalidad y preparación para emergencias.

Uno de los primeros pasos para gestionar el estrés es **centrarse en las prioridades**. Ante una emergencia, es crucial centrarse en las acciones que deben emprenderse de inmediato, siguiendo los protocolos de emergencia aprendidos de antemano. Estos protocolos están diseñados para guiar a los cuidadores en sus acciones, permitiéndoles evitar perder el tiempo pensando en un momento en el que cada segundo cuenta. **Organizar las prioridades** ayuda a reducir la ansiedad asociada a la situación, porque el cuidador sabe exactamente qué hacer en cada momento, ya sea reanimar a un paciente, estabilizar un estado crítico o pedir refuerzos.

La formación y el **ensayo periódico de los procedimientos de emergencia** son herramientas fundamentales para gestionar eficazmente el estrés. Al ensayar las acciones durante los simulacros de emergencia, los cuidadores las integran automáticamente, lo que les permite reaccionar con mayor rapidez y calma cuando se produce una situación real. Cuanto más preparado esté un cuidador, mejor podrá gestionar sus emociones en la acción. La formación en técnicas de reanimación, tratamiento del shock hemorrágico o utilización de equipos médicos de emergencia refuerza la confianza en uno mismo y reduce la sensación de pánico ante lo inesperado.

Otro aspecto clave de la gestión del estrés en una emergencia es la **comunicación clara y eficaz** con el equipo médico. Las situaciones de emergencia rara vez se gestionan en solitario; a menudo implican una estrecha colaboración con otros miembros del equipo sanitario. Una comunicación concisa, precisa y sin ambigüedades ayuda a coordinar los esfuerzos y a evitar errores. El asistente, por ejemplo, debe ser capaz de transmitir rápidamente información vital, como los signos clínicos observados (frecuencia cardiaca, tensión arterial, estado de consciencia), y de seguir las instrucciones del médico o la enfermera jefe. Una buena comunicación no sólo ayuda a racionalizar las acciones, sino que también reduce el estrés, porque todo el mundo sabe lo que tiene que hacer y puede concentrarse en su tarea específica.

La respiración controlada es una técnica sencilla pero eficaz para controlar el estrés en situaciones de emergencia. Respirando profunda y lentamente, los cuidadores pueden calmar su ritmo cardíaco y oxigenar su cerebro, lo que les ayuda a pensar con más claridad y a reducir la ansiedad. La respiración abdominal, por ejemplo, es un método muy utilizado para reducir los niveles de estrés en cuestión de segundos. Tomarse un momento para **respirar profundamente** antes de empezar a actuar permite volver a centrarse y abordar la situación con mayor calma y control.

Gestionar las emociones en un contexto de emergencia también significa saber mantener una **distancia emocional** sin dejar de ser empático. Es natural sentir miedo, ansiedad o tristeza cuando un paciente está en peligro, pero es importante no dejar que estas emociones superen la acción. **La compasión** profesional significa permanecer atento y humano, al tiempo que se mantiene una cierta distancia emocional que permite seguir centrado en los cuidados. Sólo después de la emergencia puede el cuidador dar paso a una reflexión más emocional sobre lo que acaba de ocurrir.

Tras una situación de emergencia, es esencial tomarse tiempo para **informar** y **gestionar el estrés acumulado**. La sesión informativa permite hacer un repaso de los acontecimientos, analizar lo que salió bien y lo que podría haberse mejorado, y **compartir las emociones** con otros miembros del equipo. El apoyo mutuo entre compañeros es fundamental para superar el estrés asociado a las emergencias. Hablar de sentimientos y experiencias ayuda a reducir la carga emocional y a prevenir el agotamiento o el estrés crónico.

Como parte de un enfoque preventivo, la gestión del estrés también implica un **estilo de vida equilibrado**. Un cuidador que cuida de sí mismo, manteniendo una dieta sana, un buen patrón de sueño y una actividad física regular, será más capaz de afrontar situaciones estresantes en el entorno médico. Además, las técnicas de **gestión del estrés** a largo plazo, como la meditación, el yoga o la relajación, pueden ser muy beneficiosas para desarrollar una mayor resiliencia en situaciones difíciles.

Por último, la **adaptabilidad** es una habilidad clave para gestionar el estrés en situaciones de emergencia. Las urgencias médicas son por definición imprevisibles, y a veces es necesario cambiar rápidamente las prioridades o improvisar ante circunstancias imprevistas. Un cuidador capaz de adaptarse a las circunstancias, manteniendo la calma, podrá afrontar las situaciones más complejas con ecuanimidad.

○   Trabajar eficazmente con el equipo médico

Trabajar eficazmente con el equipo médico es esencial para prestar una asistencia de calidad y garantizar la seguridad y el bienestar de los pacientes. La eficacia de un equipo médico depende de una comunicación fluida, un reparto claro de funciones y responsabilidades y un espíritu de colaboración que haga hincapié en las competencias complementarias. Ya sea en un servicio de urgencias, en un quirófano o en un servicio hospitalario especializado como el de urología, la capacidad de trabajar en sinergia con todos los profesionales sanitarios (médicos, enfermeras, auxiliares de enfermería, fisioterapeutas, etc.) es esencial para garantizar una atención óptima al paciente.

Uno de los primeros pilares de una colaboración eficaz es **una comunicación clara y estructurada**. La transmisión de información precisa y comprensible es esencial para evitar errores y garantizar una asistencia fluida. Los cuidadores deben ser capaces de transmitir información importante sobre el estado del paciente, los cambios observados o los resultados de las pruebas de forma concisa y directa. Por ejemplo, cuando un cuidador advierte signos de deterioro en un paciente (dolor, dificultades respiratorias, cambios en los parámetros vitales), es crucial que informe inmediatamente al enfermero o al médico con detalles precisos, incluida la hora de inicio de los síntomas, su intensidad y su evolución. **La comunicación escrita** en forma de historias clínicas, informes o anotaciones en el expediente médico también debe ser rigurosa y exhaustiva para que el equipo pueda seguir con precisión la evolución del paciente.

Además de la comunicación verbal, **la comunicación no verbal** desempeña un papel importante en la colaboración. Los profesionales sanitarios deben estar atentos a los gestos, actitudes y expresiones faciales de los miembros del equipo, ya que pueden revelar señales importantes sobre la gravedad de una situación o la necesidad de una intervención urgente. Escuchar, mantener una mirada comprensiva y estar disponible son aspectos esenciales de una comunicación no verbal eficaz, que refuerza la cohesión del equipo.

Una **división clara de funciones y responsabilidades** dentro del equipo médico también es esencial para garantizar una colaboración armoniosa. Cada miembro del equipo, ya sea médico, enfermero, auxiliar o técnico, debe tener una idea clara de su función y sus responsabilidades en la atención al paciente. Esto ayuda a evitar la confusión y la duplicación, al tiempo que garantiza que cada tarea se lleva a cabo de manera eficiente. Por ejemplo, en una situación de emergencia, la enfermera puede encargarse de administrar la medicación, mientras que el auxiliar de cuidados controla los parámetros vitales y el médico se concentra en el diagnóstico y la toma de decisiones. La correcta organización de las tareas es esencial para garantizar que el paciente reciba una atención rápida y adecuada, sin perder tiempo por una mala coordinación.

El espíritu de equipo es otro elemento clave de la colaboración eficaz. Implica reconocer y valorar las competencias de cada profesional, respetando al mismo tiempo las contribuciones de cada uno. Cada miembro del equipo aporta una experiencia específica, y la fuerza de un equipo médico reside en la diversidad de estas competencias. Es esencial fomentar un clima de respeto mutuo, en el que todos se sientan valorados y puedan expresarse libremente. Este espíritu de equipo también facilita la gestión de las tensiones y los momentos de estrés, sobre todo en situaciones de emergencia en las que la carga de trabajo es elevada y la presión puede ser intensa.

La **colaboración interdisciplinar** suele ser necesaria en situaciones médicas complejas, en las que deben intervenir varios especialistas por el bienestar del paciente. Por ejemplo, en un servicio de urología, un paciente con cáncer de próstata puede requerir la intervención del urólogo, el radiólogo, el patólogo, el cirujano y el oncólogo, cada uno de los cuales aporta una perspectiva distinta al tratamiento. En este tipo de situaciones, es esencial que cada uno sea capaz de comunicarse claramente con los demás, explicar su punto de vista y colaborar para establecer un plan de tratamiento global coherente. Las reuniones de equipo y las reuniones de personal ayudan a coordinar estas intervenciones y a definir una estrategia común para la atención del paciente.

La **gestión de conflictos** es una habilidad importante para mantener una colaboración eficaz. En cualquier equipo pueden surgir diferencias de opinión o tensiones, sobre todo en situaciones de tensión o cuando se solapan responsabilidades. Es importante gestionar estos conflictos con tacto y profesionalidad. El diálogo abierto y respetuoso es la clave para resolver los desacuerdos y encontrar soluciones que beneficien sobre todo al paciente. La escucha activa, la capacidad de compromiso y el respeto por los puntos de vista de los demás son cualidades esenciales para evitar que los conflictos obstaculicen la calidad de la asistencia.

La **formación continua** también desempeña un papel crucial en la colaboración. Las prácticas médicas evolucionan constantemente, y es importante que los miembros del equipo reciban formación periódica sobre nuevas técnicas, tecnologías y protocolos asistenciales. Los auxiliares sanitarios, por ejemplo, pueden beneficiarse de la formación en el manejo de sondas urinarias, la prevención de infecciones o la gestión de pacientes postoperados, lo que les permite mejorar sus competencias y trabajar de forma aún más eficaz con otros profesionales. Al compartir estas nuevas competencias dentro del equipo, cada miembro contribuye a la mejora general de la calidad de la asistencia.

Por último, la colaboración eficaz también implica el **apoyo mutuo** entre los miembros del equipo. Trabajar en un entorno médico puede ser física y emocionalmente exigente. Saber que puedes contar con tus colegas para que te apoyen, te ayuden o incluso te animen cuando las cosas van mal es esencial para mantener un entorno de trabajo sano y colaborativo. La empatía, no sólo hacia los pacientes sino también hacia los demás miembros del equipo, ayuda a fomentar la solidaridad y la resistencia en los momentos difíciles.

- ○ Gestión de la logística (preparación de la sala de urgencias, vigilancia estrecha)

La gestión de la logística en el entorno hospitalario, sobre todo en contextos críticos como la preparación de una sala de urgencias o el estrecho seguimiento de los pacientes, es un elemento clave para garantizar la fluidez de los cuidados y la seguridad de los pacientes. El auxiliar de enfermería desempeña un papel fundamental en esta organización al garantizar que todo esté listo y funcione antes de que lleguen los pacientes, y que los equipos, medicamentos y materiales estén disponibles y en buen estado de funcionamiento. La logística médica implica algo más que la simple preparación de los equipos; también abarca la gestión del espacio, la coordinación con los equipos médicos y el seguimiento continuo de los pacientes para garantizar que sean atendidos con rapidez y eficacia.

La preparación de la sala de urgencias empieza mucho antes de que lleguen los pacientes. El auxiliar asistencial debe asegurarse de que la sala esté debidamente **equipada**, ordenada y accesible para todos los miembros del equipo médico. El primer paso es comprobar que todo el **equipo de reanimación** está disponible y listo para su uso. Esto incluye los **monitores**, que controlan las constantes vitales (frecuencia cardiaca, saturación de oxígeno, tensión arterial), el **desfibrilador** para controlar la parada cardiaca, así como el equipo de **intubación** y los dispositivos de succión en caso de dificultad respiratoria. Hay que comprobar cada equipo, sobre todo su funcionamiento y la carga de la batería, para poder utilizarlo sin demora cuando sea necesario.

A continuación, el asistente sanitario debe asegurarse de que la sala contiene todos los **medicamentos de urgencia**, incluidos antídotos, vasopresores, anestésicos y sedantes. Estos medicamentos deben almacenarse **en carros de urgencias** bien organizados, con etiquetas claras, para que el equipo médico pueda acceder a ellos rápida y fácilmente. Cada cajón del carro de urgencias debe almacenarse sistemáticamente, con una organización normalizada para minimizar las pérdidas de tiempo. También es esencial comprobar regularmente las fechas de caducidad de los medicamentos para evitar cualquier riesgo de desabastecimiento o retraso debido a medicamentos caducados.

La **distribución de la sala** también es un factor crucial. El espacio debe organizarse de forma que facilite la movilidad y el acceso rápido a los equipos. Es esencial dejar espacio suficiente alrededor de la mesa de exploración para que los distintos profesionales sanitarios puedan trabajar juntos sin estorbarse unos a otros. El auxiliar de cuidados se encarga de que todo esté ordenado pero accesible, para que cada miembro del equipo pueda concentrarse en los cuidados sin tener que buscar el material necesario.

Debe prestarse especial atención a la **esterilización** y la higiene de la sala de urgencias. Antes de cada operación, deben desinfectarse las superficies para reducir el riesgo de infecciones nosocomiales. El material de un solo uso debe prepararse con antelación y colocarse en bandejas estériles. Además, la gestión de **los residuos médicos** debe organizarse rigurosamente. Cerca de la zona de tratamiento debe haber contenedores para agujas, jeringuillas y otros residuos peligrosos, que deben vaciarse periódicamente de acuerdo con los protocolos de seguridad sanitaria.

Además de la gestión del material, el auxiliar de enfermería debe **prever las necesidades específicas** de cada situación de emergencia. Por ejemplo, si la urgencia es traumatológica, deberá disponer de **inmovilizadores, férulas** y material para realizar **transfusiones de sangre** o administrar hemoderivados. Si la emergencia es respiratoria, habrá que comprobar que las botellas de oxígeno están llenas y que las **mascarillas de oxígeno** y las **cánulas nasales** son fácilmente accesibles. Esta previsión ahorra un tiempo precioso cuando se produce la emergencia y garantiza una respuesta inmediata y adecuada a las necesidades del paciente.

Además de la preparación de las habitaciones, la **estrecha vigilancia** de los pacientes es otro componente clave de la gestión logística. A menudo es necesaria una estrecha vigilancia de los pacientes en estado crítico o tras una intervención quirúrgica, cuando su estado puede cambiar rápidamente. Esto requiere **una vigilancia constante por** parte del auxiliar de cuidados, que debe controlar de cerca las constantes vitales del paciente, supervisar las infusiones y administrar los tratamientos prescritos. El auxiliar de enfermería debe ser capaz de detectar los primeros signos de deterioro del estado de salud del paciente, como un descenso de la saturación de oxígeno, una aceleración anormal del ritmo cardiaco o un cambio en el nivel de consciencia.

La **documentación periódica** de las observaciones es esencial para garantizar la continuidad de una asistencia de calidad. Los cuidadores deben registrar cuidadosamente los parámetros vitales del paciente, los tratamientos administrados y cualquier evolución clínica. Esta documentación permite al equipo médico seguir la evolución del paciente y tomar decisiones informadas basadas en datos precisos. La comunicación entre los equipos también es un factor crucial en el seguimiento estrecho. El auxiliar de cuidados debe informar inmediatamente al enfermero o al médico de cualquier cambio en el estado del paciente, para poder intervenir rápidamente en caso necesario.

En algunos casos, la monitorización estrecha también implica el uso de **tecnologías de monitorización a distancia**, como monitores portátiles o dispositivos de monitorización remota. Estas tecnologías permiten monitorizar continuamente las constantes vitales de los pacientes, incluso cuando no están físicamente presentes en la sala de urgencias. Los asistentes sanitarios deben estar formados en el uso de estas tecnologías y ser capaces de reconocer las alarmas o alertas enviadas por estos dispositivos.

Por último, la gestión logística en un contexto de emergencia también incluye la **gestión del flujo de pacientes**. El auxiliar de enfermería debe asegurarse de que la sala esté lista para recibir a nuevos pacientes después de cada operación. Esto implica limpiar y reorganizar rápidamente la sala, reponer el material utilizado y preparar la cama o la mesa de exploración para el siguiente paciente. Una buena gestión del flujo garantiza que los recursos estén siempre disponibles y que cada paciente pueda ser atendido en cuanto llegue, sin retrasos innecesarios.

3. Precauciones y protocolo en caso de crisis

◦ Garantizar la seguridad del paciente

Garantizar la seguridad del paciente es una de las responsabilidades más importantes de cualquier profesional sanitario, y afecta a todos los aspectos de la asistencia, ya sean físicos, psicológicos o ambientales. La seguridad del paciente abarca una serie de medidas diseñadas para prevenir errores, anticipar riesgos y minimizar incidentes que puedan afectar a la salud o el bienestar del paciente durante su estancia en el hospital o en atención ambulatoria. Los auxiliares sanitarios, que están en contacto directo con los pacientes, desempeñan un papel esencial en la aplicación diaria de estas prácticas de seguridad.

El primer componente de la seguridad del paciente es la **prevención de caídas**, un riesgo frecuente en el entorno hospitalario, sobre todo entre los ancianos o los pacientes debilitados por una intervención quirúrgica. Para evitar estos accidentes, los auxiliares asistenciales deben asegurarse de que el entorno del paciente es **seguro y** está **adaptado** a sus necesidades. Esto incluye comprobar que las barandillas están correctamente instaladas, que la cama está a la altura adecuada y que los frenos de la cama o la silla de ruedas están activados. Además, el cuidador debe estar atento al riesgo de desorden en la habitación, asegurándose de que no haya cables, bolsas u objetos que bloqueen los pasillos o supongan un peligro de tropiezo. Cuando un paciente necesita levantarse o caminar, es importante proporcionarle la ayuda adecuada, ya sea en forma de apoyo directo o mediante el uso de dispositivos de apoyo como andadores. Cada movimiento debe anticiparse y recibir asistencia para evitar caídas o lesiones.

La **prevención de infecciones** es otro aspecto clave de la seguridad del paciente. En el entorno hospitalario, los pacientes son especialmente vulnerables a las infecciones nosocomiales, sobre todo los que tienen dispositivos invasivos como catéteres o acaban de ser operados. Los auxiliares sanitarios desempeñan un papel crucial en la aplicación de estrictas medidas de higiene para prevenir estas infecciones. Esto empieza por el cumplimiento riguroso de los **protocolos de desinfección de manos**, antes y después de cada contacto con el paciente, pero también al manipular dispositivos médicos o cambiar apósitos. Llevar **guantes estériles**, utilizar **soluciones hidroalcohólicas** y seguir **protocolos de limpieza de superficies** son medidas sencillas pero esenciales para minimizar el riesgo de infección.

La **buena gestión de los productos sanitarios** es también una parte importante de la seguridad del paciente. Las sondas urinarias, las infusiones intravenosas o los catéteres deben manipularse con cuidado y vigilarse periódicamente para detectar cualquier anomalía o signo de infección. Los cuidadores deben asegurarse de que los dispositivos estén colocados correctamente, que las conexiones sean seguras y que no haya fugas o dobleces que puedan afectar al funcionamiento del dispositivo. Además, la vigilancia de los puntos de inserción de catéteres o sondas para detectar signos de enrojecimiento, dolor o secreción permite actuar rápidamente en caso de complicación.

La **prevención de errores de medicación** es otro componente esencial de la seguridad del paciente. Aunque no son directamente responsables de la administración de medicamentos, los auxiliares sanitarios suelen encargarse de la **preparación** y **correcta identificación de los pacientes**. Antes de administrar cualquier tratamiento, es crucial comprobar la identidad del paciente utilizando varios criterios (apellidos, nombre, fecha de nacimiento), para evitar cualquier confusión entre pacientes. En caso de duda, el asistente debe consultar siempre a la enfermera o al médico responsable antes de administrar cualquier tratamiento. Llevar **un registro de los medicamentos** y comprobar dos veces las dosis y los tiempos de dosificación también ayuda a reducir el riesgo de errores.

La **monitorización de los parámetros vitales** es una práctica diaria que contribuye a la seguridad del paciente, sobre todo en los que se encuentran en estado crítico o tras una intervención quirúrgica. El auxiliar de enfermería suele encargarse de tomar lecturas periódicas de la temperatura, la tensión arterial, la

103

saturación de oxígeno y el pulso. Estos parámetros deben registrarse con precisión en el expediente del paciente, ya que cualquier variación anormal puede indicar un deterioro del estado de salud del paciente y requerir la intervención rápida del equipo médico. El papel del asistente sanitario no es sólo recoger estos datos, sino también **alertar inmediatamente** en caso de cualquier signo preocupante, como una fiebre repentina, una bajada de la tensión arterial o una saturación de oxígeno insuficiente.

La **comunicación eficaz con el equipo médico** es una dimensión fundamental de la seguridad del paciente. Cada cuidador debe compartir toda la información pertinente sobre el estado del paciente, sus síntomas, sus necesidades y cualquier cambio reciente. Una buena comunicación evita omisiones y garantiza que todos los miembros del equipo sanitario dispongan de la misma información para tomar decisiones con conocimiento de causa. Por ejemplo, si un paciente manifiesta un dolor o unos síntomas inusuales, el cuidador debe comunicar inmediatamente esta información al personal de enfermería o a los médicos para que puedan ajustar los cuidados en consecuencia.

La **escucha activa** y la **empatía** también desempeñan un papel crucial en la seguridad del paciente. Es importante prestar atención a las preocupaciones o sentimientos de los pacientes, que a menudo pueden detectar los primeros signos de una complicación. Un paciente que exprese un dolor inusual, malestar o malestar general debe tomarse en serio, ya que estos signos pueden indicar un problema subyacente. Al estar atento a las quejas de los pacientes, el auxiliar de enfermería puede actuar en fases anteriores para evitar que la situación empeore.

Preparar al paciente antes de cualquier procedimiento o examen es también un momento clave para garantizar su seguridad. Esto incluye asegurarse de que el paciente entiende lo que va a ocurrir, de que está en ayunas si es necesario y de que ha tomado su medicación preoperatoria según lo prescrito. El auxiliar de enfermería debe asegurarse de que el paciente está correctamente sentado, de que los dispositivos médicos están bien colocados y de que se le ha informado de los pasos que se van a dar, con el fin de reducir la ansiedad y garantizar una cooperación óptima.

Por último, velar por la seguridad del paciente también significa ocuparse de su **bienestar psicológico**. Un paciente ansioso o estresado es más vulnerable a las complicaciones y está menos dispuesto a cooperar con los cuidadores. Al dedicar tiempo a tranquilizar al paciente, explicarle los cuidados que recibe y escuchar sus preocupaciones, el auxiliar de enfermería participa activamente en la creación de un entorno seguro y propicio para la recuperación.

- ◦ Protocolo en caso de infección grave o complicaciones postoperatorias

El **protocolo en caso de infección grave o complicaciones postoperatorias** es un conjunto de pasos esenciales diseñados para identificar, tratar y prevenir el empeoramiento de una situación médica crítica. En un entorno hospitalario, una infección grave o una complicación postoperatoria pueden poner en peligro la vida del paciente si no se tratan con rapidez y eficacia. Los auxiliares sanitarios, que están en primera línea de la atención al paciente, desempeñan un papel fundamental en la detección de los primeros signos, la comunicación con el equipo médico y la adopción de medidas inmediatas. La gestión de una infección o complicación postoperatoria requiere una coordinación rigurosa de todos los profesionales sanitarios y un enfoque metódico basado en protocolos bien establecidos.

Las **complicaciones postoperatorias** pueden incluir una amplia gama de problemas, como infección, hemorragia, trombosis venosa profunda, fallo orgánico y reapertura de heridas quirúrgicas. **Las infecciones graves** pueden manifestarse como infecciones de heridas, infecciones urinarias relacionadas con dispositivos como sondas o infecciones sistémicas más graves como la septicemia. La rapidez con la que se identifican y tratan estas complicaciones es crucial para la seguridad del paciente.

El **primer paso del protocolo** consiste en **identificar los primeros signos de infección o complicación**. Para ello, el asistente sanitario debe estar atento a los síntomas clásicos de infección, como **fiebre** (temperatura corporal elevada), **escalofríos, dolor** o **enrojecimiento inusuales** alrededor de la herida quirúrgica, **secreción purulenta o** maloliente y signos de **insuficiencia general** (fatiga extrema, confusión, dificultad para respirar). En caso de infección sistémica, pueden aparecer otros signos, como **taquicardia, descenso de la tensión arterial** o **disminución de la diuresis,** que obligan a alertar inmediatamente al equipo médico.

En el caso de las infecciones relacionadas con **heridas quirúrgicas,** es esencial la vigilancia diaria de la zona operada. El cuidador debe comprobar regularmente el aspecto de la herida, buscando signos de inflamación excesiva, **enrojecimiento** difuso, **hinchazón** o **secreción anormal.** Si se detectan secreciones purulentas u olores inusuales, puede ser indicio de infección, y debe tomarse una muestra de secreciones para análisis microbiológico.

Una vez identificados los signos de infección o complicación, es crucial **la comunicación inmediata con el equipo médico.** El cuidador debe alertar a la enfermera responsable o al médico para que realicen una evaluación más exhaustiva y tomen decisiones rápidas. En esta fase, es esencial **una transmisión clara y precisa** de la información: el cuidador debe comunicar los síntomas observados, la duración de su aparición, así como cualquier factor agravante. Por ejemplo, el aumento del dolor cerca de la herida quirúrgica, acompañado de fiebre, debe comunicarse detalladamente, ya que puede indicar una **infección profunda** o un **absceso subcutáneo.**

El tratamiento inmediato de las infecciones graves suele basarse en la administración rápida de **antibióticos** de amplio espectro, administrados por vía intravenosa para garantizar una eficacia rápida. El equipo médico elabora un **plan de tratamiento antibiótico** en función de los resultados de los cultivos realizados y del antibiograma. El auxiliar de enfermería se encarga de controlar la correcta administración de los antibióticos, respetando el horario, las dosis y los protocolos de infusión. También son responsables de vigilar cualquier efecto secundario o reacción alérgica, que deben comunicarse inmediatamente.

En caso de **complicaciones postoperatorias** como hemorragias o trombosis, pueden ser necesarias intervenciones más específicas. En caso de **hemorragia**, por ejemplo, el auxiliar de enfermería debe aplicar **compresión local** para limitar la pérdida de sangre y prevenir el shock hemorrágico. También deben controlar la tensión arterial del paciente e informar de cualquier descenso significativo, ya que podría indicar una descompensación. Puede ser necesaria la administración de **líquidos intravenosos y,** a veces, **transfusiones de sangre** para restablecer el volumen sanguíneo del paciente. En algunos casos, puede ser necesaria **una nueva intervención quirúrgica** para detener una hemorragia interna o reparar una herida.

Además de tratar la infección o la complicación, es esencial **vigilar de cerca los parámetros vitales**. El auxiliar de enfermería debe tomar regularmente la temperatura, la tensión arterial y el pulso del paciente, y comprobar la saturación de oxígeno. Estos datos deben registrarse con precisión en la historia clínica para que el equipo médico pueda evaluar la eficacia del tratamiento actual y ajustarlo si es necesario. Por ejemplo, si la fiebre persiste a pesar de la administración de antibióticos, puede ser indicio de resistencia bacteriana o de una infección más profunda que requiere más investigación, como un TAC o una ecografía.

La gestión de las complicaciones postoperatorias no se limita a la atención médica inmediata. También incluye **una gestión rigurosa de los dispositivos médicos**. Por ejemplo, una infección urinaria relacionada con una sonda a veces requiere la sustitución de la sonda para eliminar el origen de la infección. Los cuidadores deben asegurarse de que dispositivos como sondas urinarias, drenajes quirúrgicos o catéteres se manipulan en estrictas condiciones de esterilidad para evitar que se sigan introduciendo gérmenes. Si hay que cambiar una sonda o un drenaje, el asistente sanitario debe asegurarse de que el paciente esté debidamente informado sobre el procedimiento y se sienta cómodo.

El apoyo psicológico al paciente también es un aspecto importante del tratamiento de las infecciones graves y las complicaciones postoperatorias. Un paciente que se enfrenta a una infección grave o a una complicación inesperada puede ser presa de la ansiedad, el miedo o la frustración. El asistente sanitario debe mostrar empatía, explicar con calma las fases del tratamiento, responder a las preguntas del paciente y proporcionarle apoyo emocional durante todo el proceso. Mantener informado al paciente sobre la evolución de su enfermedad y la eficacia de los tratamientos puede ayudar a reducir su ansiedad y mejorar su cooperación.

Por último, tras el tratamiento inicial de la infección o complicación, debe establecerse **un seguimiento riguroso** para garantizar que el paciente se recupera adecuadamente y que las complicaciones no reaparecen. Esto incluye vigilar la cicatrización de la herida, continuar la terapia antibiótica según lo prescrito y estar atento a cualquier signo de recaída o nueva complicación. En algunos casos, pueden ser necesarias consultas de seguimiento con el equipo médico o pruebas adicionales para garantizar la resolución completa del problema.

Capítulo 5

La relación paciente-cuidador en urología

1. **Apoyo psicológico a los pacientes**
   ◦ Ansiedad ante la cirugía urológica

La ansiedad ante la cirugía urológica es un fenómeno común entre los pacientes, ya que estos procedimientos afectan a órganos íntimos que son esenciales para funciones vitales como la eliminación de residuos corporales y la reproducción. La idea de someterse a una intervención quirúrgica de cualquier tipo puede despertar naturalmente miedo y aprensión. Sin embargo, en urología, la ansiedad suele aumentar por el temor a las repercusiones en la calidad de vida, sobre todo en lo que respecta a la continencia urinaria y la función sexual. El auxiliar de enfermería, como primer punto de contacto en el recorrido asistencial, desempeña un papel clave para disipar estas preocupaciones, acompañando al paciente en cada paso del camino y proporcionando la información y el apoyo necesarios para aliviar esta ansiedad.

La ansiedad preoperatoria de los pacientes de urología puede estar relacionada con varios **factores emocionales** y **fisiológicos**. Por un lado, lo desconocido -no saber qué ocurrirá durante la operación ni cómo será el periodo de recuperación- genera ansiedad de forma natural. Por otro lado, la cirugía urológica afecta a partes del cuerpo que se perciben como sensibles o tabú, lo que aumenta el malestar y la vergüenza. Los pacientes se preguntan por las consecuencias de la operación en su vida cotidiana, ya sea en términos de incontinencia, disfunción eréctil o dolor crónico. Además, algunos pacientes pueden temer la anestesia o la duración de la estancia hospitalaria, mientras que otros se preocupan por el riesgo de complicaciones postoperatorias como infecciones, hemorragias o dificultades de cicatrización.

Proporcionar información clara es una de las mejores maneras de reducir esta ansiedad. Un paciente bien informado es un paciente más tranquilo. En colaboración con el equipo médico, el asistente sanitario puede dar explicaciones sencillas y accesibles sobre cómo se va a realizar la operación, los preparativos que hay que hacer antes de la intervención (como la necesidad de ayunar o dejar de tomar ciertos medicamentos) y los cuidados postoperatorios previstos. Explicar el papel de cada uno, desde el cirujano hasta el anestesista, pasando por la enfermera de quirófano, ayuda a desmitificar la operación y facilita la comprensión del proceso. También es útil tranquilizar al paciente asegurándole que las cirugías urológicas comunes, como la resección transuretral de la próstata (RTUP) o la nefrectomía parcial, son bien dominadas por los equipos médicos y que el seguimiento postoperatorio está diseñado para garantizar una recuperación segura.

La **comunicación abierta** con los pacientes es esencial para abordar sus preocupaciones específicas. Cada paciente es único y las fuentes de estrés pueden variar. A algunos les preocupa el dolor postoperatorio, a otros el impacto de la cirugía en su sexualidad o el miedo a la pérdida de autonomía. Escuchando atentamente al paciente, el asistente sanitario puede identificar estas fuentes de estrés y abordarlas de forma proactiva. Por ejemplo, si un paciente expresa temor al dolor después de la operación, es importante explicarle que se pondrán en marcha estrategias eficaces de tratamiento del dolor, incluidos analgésicos y cuidados adaptados, para garantizar su comodidad. Del mismo modo, si la incontinencia urinaria es un motivo de preocupación, el cuidador puede explicar que para tratar este problema se utilizan dispositivos como sondas temporales, y que la mayoría de los pacientes recuperan un buen control urinario tras la recuperación.

La **empatía y la presencia** son otras herramientas poderosas para calmar la ansiedad. A veces, el simple hecho de sentirse escuchado y apoyado puede tener un efecto tranquilizador en el paciente. El cuidador puede dedicar tiempo a estar disponible para responder a las preguntas del paciente, asegurarle que el equipo asistencial es competente y proporcionarle apoyo emocional estando atento a sus reacciones y estado de ánimo. El contacto humano desempeña aquí un papel fundamental, ya que crea una relación de confianza, que es esencial para que los pacientes se sientan atendidos y apoyados. Saber que se puede contar con un equipo atento y cariñoso suele bastar para aliviar las preocupaciones más acuciantes.

Las técnicas de relajación también pueden ser muy beneficiosas para reducir la ansiedad antes de una intervención urológica. Por ejemplo, el asistente sanitario puede sugerir ejercicios de respiración profunda o de visualización positiva para ayudar al paciente a relajarse antes de la operación. Estas sencillas técnicas, como la respiración abdominal o la coherencia cardiaca, ayudan a regular el ritmo cardiaco y a calmar el sistema nervioso, lo que contribuye a reducir la tensión y la ansiedad. Animar a los pacientes a concentrarse en su respiración durante los momentos de estrés puede ayudarles a gestionar mejor sus emociones y a sentir que controlan mejor la situación.

Además, **la participación de familiares y amigos** en el proceso preoperatorio puede desempeñar un papel crucial en el control de la ansiedad. Para muchos pacientes, saber que cuentan con el apoyo de familiares y amigos puede aportar una sensación de confort y seguridad. Los cuidadores pueden animar a los familiares a acompañar al paciente a las consultas preoperatorias, a estar presentes durante la preparación preoperatoria o incluso a hablar con el equipo médico para asegurarse de que se abordan todas las preguntas y preocupaciones. Al incluir a familiares y amigos en el proceso, los pacientes se sienten menos aislados y más apoyados, lo que puede tener un efecto positivo en su estado emocional.

Una vez finalizada la operación, la ansiedad no desaparece necesariamente. La **ansiedad postoperatoria** puede estar relacionada con la incertidumbre sobre la recuperación o la aparición de complicaciones imprevistas. El asistente sanitario debe seguir tranquilizando al paciente después de la operación, vigilando de cerca su estado y facilitándole información sobre las fases de recuperación. Explicar los cuidados postoperatorios, como el manejo de drenajes o catéteres, el seguimiento de la cicatrización y la rehabilitación, ayuda a reducir la incertidumbre. También es útil establecer expectativas realistas, informando al paciente de que algunas etapas de la recuperación, como recuperar el control urinario total o controlar el dolor, pueden llevar tiempo. Al ser transparente y establecer objetivos claros, el equipo sanitario ayuda a canalizar la ansiedad del paciente y le permite concentrarse en su recuperación.

- ° Impacto psicológico de enfermedades como la incontinencia o el cáncer

El **impacto psicológico de enfermedades** como la incontinencia o el cáncer es profundo y polifacético. Más allá de sus síntomas físicos, estas afecciones afectan al bienestar emocional y mental de los pacientes, alterando a veces radicalmente su percepción de sí mismos, su relación con los demás y su calidad de vida. La incontinencia, por ejemplo, afecta a funciones corporales que a menudo se asocian con la dignidad y la autonomía, mientras que el cáncer evoca temores fundamentales ligados a la muerte, la enfermedad grave y la pérdida de control. Estas enfermedades requieren, por tanto, un enfoque holístico que tenga en cuenta no sólo la atención médica, sino también el apoyo psicológico a los pacientes.

La incontinencia urinaria, ya sea debida a una intervención quirúrgica, a la edad o a una patología crónica, suele percibirse como una afrenta a la dignidad personal. Perder el control de las funciones corporales hace que los pacientes se sientan vulnerables y avergonzados. Muchos sufren en silencio, sin atreverse a abordar el tema con sus seres queridos o incluso con sus médicos, por vergüenza o miedo a ser juzgados. Este silencio puede conducir al **aislamiento social**, ya que los pacientes temen los accidentes en público o el olor de la orina, lo que les hace evitar salir, las relaciones sociales y a veces incluso su vida profesional. Este aislamiento puede convertirse en una forma de **depresión** o **ansiedad social**, ya que los pacientes se sienten cada vez más desconectados del mundo que les rodea, viviendo con el miedo constante a un incidente.

La incontinencia también afecta a **la autoestima**. La pérdida de control urinario puede llevar a los pacientes a percibirse a sí mismos como menos autónomos, menos capaces, incluso "disminuidos". Esta pérdida de autoestima puede afectar a todos los ámbitos de la vida cotidiana, incluidas las relaciones de pareja. En un contexto íntimo, el miedo a un accidente o la vergüenza relacionada con el olor pueden provocar una **reducción de la libido** y un retraimiento de las relaciones sexuales. Este retraimiento puede exacerbar los sentimientos de soledad e inadecuación, creando un círculo vicioso en el que la patología amplifica las dificultades emocionales y relacionales.

Para un paciente **de cáncer**, el impacto psicológico puede ser aún más complejo. El diagnóstico de cáncer suele ir asociado a profundos temores existenciales. La primera reacción ante un diagnóstico de este tipo suele ser **de conmoción**, seguida de **angustia emocional**. La perspectiva de una enfermedad grave y a veces mortal abruma al paciente, que de repente se enfrenta a la incertidumbre sobre el futuro, el miedo al sufrimiento y la idea de la muerte. La ansiedad asociada a la progresión de la enfermedad, los tratamientos agresivos como la quimioterapia o la radioterapia, y los efectos secundarios, pueden sumir al paciente en un estado de **estrés permanente**.

Este estrés suele ir acompañado de una **pérdida de control** sobre la propia vida. Los pacientes pueden sentirse impotentes, desposeídos de su salud y dependientes de las decisiones médicas. Las hospitalizaciones frecuentes, los tratamientos intensivos y las intervenciones quirúrgicas contribuyen a este sentimiento de impotencia. El cáncer también impone cambios drásticos en las rutinas diarias, ya sea debido a la fatiga, a los efectos secundarios del tratamiento o a las múltiples citas médicas. Estos cambios refuerzan la sensación de pérdida de control y de estar a merced de la enfermedad.

La imagen corporal suele verse gravemente afectada por el cáncer, sobre todo en el caso de los cánceres urológicos, que afectan a partes del cuerpo implicadas en la reproducción, la sexualidad y la eliminación de desechos corporales. Los pacientes, en particular los sometidos **a prostatectomías** o **cistectomías**, pueden experimentar una **reducción de su masculinidad** o feminidad debido a las repercusiones en su sexualidad. La pérdida de la función eréctil en los hombres tras una operación de próstata, o la necesidad de llevar una bolsa vesical tras la extirpación de la vejiga, pueden provocar un sentimiento de mutilación, alterando profundamente la relación del paciente con su propio cuerpo. Estas transformaciones físicas refuerzan el **sentimiento de pérdida de identidad**, que puede afectar a la confianza en uno mismo y a las relaciones con los demás.

El miedo a la recidiva es otra carga psicológica que soportan los pacientes de cáncer. Incluso después de un tratamiento exitoso, este miedo suele persistir, ya que el cáncer se percibe como una amenaza permanente. Cada pequeño dolor o síntoma puede interpretarse como un signo de reaparición de la enfermedad, lo que alimenta el estrés crónico. Esta ansiedad, combinada con las pruebas de control periódicas (escáneres, análisis de sangre, etc.), hace que el paciente permanezca constantemente alerta, incapaz de relajarse por completo o de reanudar una vida "normal".

Ante estos impactos psicológicos, **el apoyo emocional** es crucial para los pacientes que sufren incontinencia o cáncer. Un apoyo psicológico adecuado puede ayudarles a sobrellevar estos trastornos emocionales. Es esencial ofrecerles un espacio donde puedan expresar sus miedos, frustraciones y dudas sin ser juzgados. Los profesionales sanitarios, en particular los auxiliares de enfermería, desempeñan un papel fundamental en este apoyo escuchando, respondiendo a las preguntas y proporcionando información clara para reducir la incertidumbre y la ansiedad.

Cuando se trata de la incontinencia, por ejemplo, es importante abordar el tema sin tabúes, explicando al paciente que existen soluciones, como los dispositivos absorbentes, la reeducación perineal o la cirugía. Saber que la situación puede mejorar suele ayudar a recuperar la confianza en uno mismo y a romper el aislamiento. Además, los grupos de apoyo o debate pueden ser especialmente útiles, ya que permiten a los pacientes compartir sus experiencias y sentirse comprendidos.

En el caso del cáncer, **el seguimiento psicológico** puede incluir sesiones de terapia individual o de grupo, así como intervenciones más específicas como la gestión del estrés o la relajación. **Los cuidados paliativos**, cuando son necesarios, no sólo pretenden aliviar el dolor físico, sino también ofrecer apoyo psicológico y espiritual, ayudando a los pacientes a aceptar su enfermedad y a encontrar sentido a sus vidas, incluso ante la muerte.

    ° La importancia de la comunicación no verbal

La comunicación no verbal desempeña un papel fundamental en la asistencia sanitaria, sobre todo en la relación entre cuidadores y pacientes. Representa todo lo que se expresa sin utilizar palabras, ya sea a través del **lenguaje corporal**, las **expresiones faciales**, los **gestos** o el **tono de voz**. Estas señales no verbales a menudo transmiten tanta o más información que la comunicación verbal, porque revelan emociones, intenciones y actitudes que pueden escapar a las palabras. Para los profesionales sanitarios, comprender y dominar la comunicación no verbal es esencial para establecer un clima de confianza, tranquilizar a los pacientes y mejorar la calidad de la atención.

La postura corporal es uno de los elementos más importantes de la comunicación no verbal. La postura de un cuidador ante un paciente envía señales claras sobre su nivel de compromiso, interés y empatía. Una postura abierta, con el cuerpo mirando al paciente, los brazos relajados y el rostro atento, muestra que el cuidador está disponible y escucha. Por el contrario, un cuerpo girado hacia un lado, los brazos cruzados o los gestos bruscos pueden sugerir involuntariamente distancia, desinterés o incluso agresividad. Los pacientes, a menudo ansiosos o vulnerables, son muy sensibles a estas señales, ya que buscan en la actitud del cuidador pistas que les hagan sentirse seguros y atendidos. Un cuidador que adopta una postura relajada pero atenta ayuda a los pacientes a sentirse comprendidos y respetados.

Las expresiones faciales también desempeñan un papel fundamental en la comunicación no verbal. Una simple sonrisa puede tener un enorme impacto en cómo se siente un paciente, sobre todo en momentos de estrés o ansiedad. Una sonrisa sincera y cálida puede ayudar a disipar la ansiedad y crear un vínculo de confianza, ya que demuestra que el cuidador es afectuoso y empático. Por el contrario, una expresión cerrada o distraída puede transmitir un mensaje de desinterés o impaciencia, aunque no sea la intención del cuidador. Los pacientes, especialmente los que sufren o son vulnerables, buscan signos de comprensión y tranquilidad en las expresiones faciales del cuidador. Un rostro tranquilo y apaciguador, incluso en situaciones tensas, ayuda a calmar al paciente y le transmite la idea de que la situación está bajo control.

El contacto visual es otro elemento crucial de la comunicación no verbal. Mirar al paciente a los ojos cuando hablamos o escuchamos es una forma de demostrar que se le tiene en cuenta y se le presta toda nuestra atención. El contacto visual crea un vínculo de cercanía y respeto mutuo, porque demuestra que el cuidador está plenamente presente en la interacción. Por el contrario, evitar el contacto visual puede percibirse como un signo de incomodidad, evitación o indiferencia. Esto puede aumentar la sensación de aislamiento o abandono del paciente, sobre todo en momentos en los que necesita seguridad o respuestas claras. La mirada directa, sin ser intrusiva, debe ser suave y amable, para mostrar que el cuidador está abierto a la discusión y dispuesto a responder a las preguntas o preocupaciones del paciente.

Los gestos y el **contacto terapéutico** son también poderosos medios de comunicación no verbal. Un gesto tan sencillo como poner la mano en el hombro de un paciente puede reconfortarlo, sobre todo cuando las palabras no bastan para expresar compasión o empatía. Cuando es apropiado, el tacto puede crear un fuerte vínculo emocional, transmitiendo calor humano y cariño. Sin embargo, es importante respetar los límites individuales y culturales del paciente. Algunas personas pueden sentirse incómodas con el contacto físico, por lo que es esencial que el cuidador lea las señales no verbales del paciente y adapte su comportamiento en consecuencia. Un gesto tranquilizador, como un ligero toque en el brazo o apoyo durante un movimiento difícil, puede transformar una interacción en un momento de humanidad compartida.

El **tono de voz**, aunque forma parte de la comunicación verbal, suele influir más que las propias palabras. Un tono de voz tranquilo, sereno y tranquilizador puede tener un efecto calmante en un paciente ansioso o estresado, mucho más que las palabras pronunciadas. Por el contrario, un tono brusco, autoritario o impaciente, incluso con palabras amables, puede crear desconfianza o ansiedad en el paciente. El ritmo y la intensidad de la voz son igualmente importantes: hablar demasiado rápido puede dar la impresión de que el cuidador tiene prisa o no está disponible, mientras que un ritmo lento y controlado ayuda a crear una atmósfera de calma y control. Por tanto, el tono de voz debe adaptarse al estado emocional del paciente, para crear un diálogo armonioso y tranquilizador.

La proxemia, es decir, la gestión del espacio personal, también forma parte de la comunicación no verbal y desempeña un papel crucial en la relación cuidador-paciente. Acercarse demasiado puede percibirse como una intrusión en el espacio personal del paciente, especialmente en un entorno médico en el que el paciente suele ser ya vulnerable física y emocionalmente. Por el contrario, permanecer demasiado distante puede dar la impresión de frialdad o desapego. Encontrar la distancia adecuada es esencial para crear un espacio de interacción en el que el paciente se sienta respetado y seguro, manteniendo al mismo tiempo una proximidad suficiente para establecer una relación de confianza.

La escucha activa es otro aspecto de la comunicación no verbal que influye profundamente en la calidad de la relación entre el cuidador y el paciente. La escucha activa adopta la forma de gestos sencillos, como asentir con la cabeza para mostrar que se está siguiendo lo que dice el paciente, inclinar ligeramente el cuerpo hacia el paciente para mostrar que se está totalmente atento, o evitar distracciones como consultar el teléfono o apartar la mirada mientras el paciente habla. Estas señales no verbales muestran al paciente que es el centro de la atención del cuidador, reforzando su sensación de valor y respeto.

Por último, es esencial recordar que los propios pacientes comunican mucho a través de su **propio lenguaje no verbal**. Un paciente que mira hacia otro lado, se cierra en su postura o muestra tensión en sus gestos puede estar expresando miedo, preocupación o desconfianza. Un cuidador atento a las señales no verbales del paciente es capaz de detectar estas emociones y adaptar su respuesta en consecuencia, ya sea mediante un enfoque más suave, palabras tranquilizadoras o simplemente una presencia atenta. Al observar las señales no verbales del paciente, los cuidadores pueden comprender mejor sus necesidades emocionales y responder más adecuadamente.

2. **Ayudar a los pacientes a aceptar su enfermedad**
   ◦ El papel del auxiliar de enfermería en la información al paciente

El papel del asistente sanitario a la hora de proporcionar información al paciente es esencial para garantizar una asistencia de calidad, centrada en el elemento humano y en el respeto de las necesidades individuales. Aunque los auxiliares de enfermería no son directamente responsables de facilitar información o diagnósticos médicos complejos, sí ocupan una posición clave en el apoyo a los pacientes a lo largo de toda su asistencia. Al estar lo más cerca posible del paciente, el auxiliar de enfermería desempeña un papel crucial como **interfaz** entre el paciente y el equipo médico, y su labor informativa contribuye directamente al bienestar del paciente, a su confianza y a su comprensión de los cuidados que recibe.

La información proporcionada por el auxiliar de enfermería suele comenzar en el momento del ingreso del paciente. Ya sea en el momento del ingreso en una planta de hospitalización o antes de una intervención médica, el auxiliar de cuidados suele ser la primera persona que explica al paciente **cómo se le van a prestar los cuidados**, las **gestiones administrativas que debe realizar** o las **normas** que debe seguir dentro del establecimiento (horarios de visita, instrucciones de higiene, etc.). Este primer contacto es crucial, ya que determina cómo se siente el paciente acerca de su estancia o tratamiento. Al proporcionar una información clara y comprensible, el auxiliar de enfermería contribuye a reducir la **ansiedad** asociada a lo desconocido y a crear una **relación de confianza**.

Al prepararse para una operación, como una cirugía urológica, por ejemplo, el asistente sanitario debe informar al paciente de las **instrucciones preoperatorias** de forma precisa y adaptada a su estado. Puede incluir información práctica, como ayunar, no llevar joyas o ducharse con un antiséptico. Se trata de detalles importantes que pueden parecer sencillos, pero que repercuten directamente en la seguridad de la operación. Al asegurarse de que el paciente entiende estas instrucciones y las sigue correctamente, el auxiliar de enfermería desempeña un papel decisivo a la hora de garantizar que el paciente esté óptimamente preparado para el procedimiento médico.

Además de estos aspectos prácticos, el auxiliar de enfermería también tiene un papel importante que desempeñar **en la transmisión de información cotidiana** relacionada con los cuidados prestados. Pueden explicar a los pacientes los cuidados básicos que van a realizar, como la toma de parámetros vitales, el aseo, el cambio de apósitos o el control de dispositivos médicos (catéteres, sondas, etc.). Al dedicar tiempo a explicar estos procedimientos, el auxiliar de enfermería contribuye a establecer un clima de transparencia y seguridad. Al informar a los pacientes de antemano de lo que se va a hacer, se sienten más implicados en sus cuidados y menos ansiosos ante lo desconocido.

Por ejemplo, al insertar o cambiar una sonda urinaria, el cuidador puede explicar al paciente por qué es necesaria la sonda, cómo se instalará y cómo se controlará. Este tipo de información, aunque parezca rutinaria para los cuidadores, es vital para el paciente, ya que le ayuda a entender el proceso y a sentir que controla más la situación. Al tranquilizar al paciente diciéndole que se trata de un procedimiento rutinario y bien controlado, el cuidador reduce la ansiedad asociada al procedimiento.

El auxiliar de enfermería también desempeña un papel fundamental en la **enseñanza diaria**. Cuando los pacientes necesitan realizar acciones específicas para ayudarles a curarse, como ejercicios de reeducación, el auxiliar de cuidados suele encargarse de explicarles cómo realizarlos correctamente. Por ejemplo, ejercicios perineales para ayudar a recuperar el control de la vejiga tras una intervención urológica. El asistente no sólo debe dar las instrucciones, sino también asegurarse de que el paciente las ha entendido y es capaz de llevarlas a cabo correctamente, al tiempo que responde a cualquier pregunta o duda. Este tipo de enseñanza es esencial para la autonomía del paciente y el éxito de su recuperación.

Otro aspecto fundamental del papel del auxiliar de enfermería en la información al paciente es la **escucha activa**. Ante una enfermedad o una operación, los pacientes pueden sentirse abrumados por preguntas o dudas que no siempre se atreven a plantear al médico. Al estar cerca del paciente a diario, el auxiliar de enfermería puede captar estas preguntas y responderlas directamente cuando se refieren a aspectos prácticos u organizativos. Por ejemplo, un paciente puede preguntarse cuánto tiempo tendrá que tener puesto un catéter o si podrá caminar después de una operación. Gracias a su experiencia y a su proximidad al equipo médico, los auxiliares sanitarios pueden a menudo responder a estas preguntas o, si es necesario, transmitir las preocupaciones del paciente a las enfermeras o los médicos.

Tranquilizar es otro aspecto clave de la información proporcionada por el asistente sanitario. Ante un paciente ansioso o inseguro, el papel del asistente sanitario es proporcionar información tranquilizadora para reducir la ansiedad. Por ejemplo, cuando un paciente está esperando los resultados de un examen o se muestra aprensivo ante una operación, el asistente sanitario puede explicarle el curso del próximo tratamiento e informarle sobre los tiempos de espera razonables. Por supuesto, el asistente sanitario no sustituye al médico a la hora de dar resultados o hacer un diagnóstico, pero puede ayudar a **desmitificar ciertas** situaciones, dando explicaciones claras y tranquilizando al paciente sobre los protocolos asistenciales y su eficacia.

Los cuidadores también desempeñan un papel esencial en la **prevención**. Al informar a los pacientes sobre gestos sencillos que deben adoptar, como lavarse las manos o manejar los dispositivos médicos en casa, el auxiliar de enfermería contribuye a la prevención de infecciones y a la seguridad del paciente. También pueden explicar la importancia de ciertas precauciones, como seguir las instrucciones de movilización para evitar las úlceras por presión o las complicaciones postoperatorias. Esta dimensión educativa del auxiliar de enfermería desempeña un papel activo en la salud y el bienestar de los pacientes, incluso después de que hayan abandonado el hospital.

Por último, el auxiliar de enfermería también desempeña un papel importante en la **transmisión de instrucciones** a la familia del paciente. A menudo las familias quieren participar en los cuidados o están preocupadas por las secuelas de una operación. El cuidador puede explicar a los familiares cuál es la mejor manera de apoyar al paciente, al tiempo que responde a sus preguntas prácticas sobre los cuidados diarios, los horarios de visita o las precauciones que deben tomarse en casa. Al facilitar esta información, el cuidador no sólo ayuda al paciente a recuperarse más fácilmente, sino que también facilita la transición entre el hospital y la vuelta a casa.

○ Respetar la intimidad y el pudor durante los cuidados

Respetar la intimidad y el pudor durante los cuidados es un requisito fundamental para todos los profesionales sanitarios y, en particular, para los auxiliares asistenciales que están en contacto directo con los pacientes a diario. Todo paciente, sea cual sea su estado de salud o su situación, debe sentir que se respeta su cuerpo, su espacio personal y su dignidad. La intimidad y el pudor son aspectos profundos de la relación asistencial, y respetarlos es esencial no sólo para el bienestar psicológico de los pacientes, sino también para establecer una relación de confianza con ellos.

El primer paso para respetar la intimidad de los pacientes es **preservar su espacio personal**. En un entorno hospitalario, los pacientes suelen encontrarse en una posición muy vulnerable, sin ropa o dependiendo de otras personas para realizar gestos íntimos como lavarse, cambiarse de ropa o utilizar dispositivos médicos. En estos momentos, el asistente debe tener siempre presente que cada paciente tiene una **sensibilidad diferente** en cuanto al pudor, y que es necesario adaptarse a sus necesidades individuales. Al lavarse o cambiarse de vendajes, por ejemplo, es importante cubrir las partes del cuerpo que no estén directamente implicadas en los cuidados, utilizando una sábana o una toalla, para limitar la exposición y proteger el pudor del paciente.

La comunicación es otro elemento clave para respetar la intimidad. Antes de iniciar cualquier tratamiento que implique la manipulación del cuerpo o la exposición de determinadas partes, es fundamental **informar al paciente** y explicarle qué se va a hacer, por qué es necesario y cómo se va a llevar a cabo. Al anunciar cada etapa del tratamiento, el asistente sanitario ayuda al paciente a prepararse mental y físicamente, reduciendo así la ansiedad y las molestias. Por ejemplo, antes de insertar una sonda urinaria o cambiar un apósito quirúrgico, tomarse el tiempo necesario para explicar el procedimiento ayuda al paciente a sentirse más en control, incluso en una situación en la que es vulnerable. También muestra respeto por el paciente como individuo capaz de comprender y participar en su cuidado.

También es crucial **solicitar el consentimiento del** paciente antes de intervenir. Aunque esto pueda parecer obvio en determinados contextos, a veces se olvida en la rutina asistencial. al Preguntar paciente si está preparado, si se siente cómodo o si tiene alguna duda antes de llevar a cabo los cuidados íntimos refuerza su sentido de la dignidad y demuestra que el cuidador respeta su cuerpo y sus decisiones. Incluso cuando los cuidados son inevitables, pedir el consentimiento del paciente es una forma de reconocer su derecho a controlar su propio cuerpo, a pesar de la necesidad médica.

Cuando se prestan cuidados en presencia de otras personas, como en una habitación compartida o en una unidad de cuidados intensivos, es imprescindible **proteger la intimidad** del paciente utilizando **biombos**, cortinas o pidiendo a las demás personas presentes que salgan de la habitación si es posible. Un simple gesto como cerrar la puerta o correr una cortina alrededor de la cama antes de realizar cuidados íntimos demuestra al paciente que se respeta su espacio. La idea es crear una **burbuja de confidencialidad**, en la que el paciente se sienta a salvo del escrutinio exterior, incluso en un entorno en el que la intimidad es difícil de mantener.

El respeto del cuerpo del paciente durante la manipulación es también un aspecto crucial de la preservación de la intimidad. La atención al paciente implica a menudo la manipulación directa de su cuerpo, a veces en zonas especialmente sensibles. Es esencial realizar estos gestos con **delicadeza** y **cuidado**, tomándose el tiempo de ajustar los movimientos para que sean suaves y respetuosos. Por ejemplo, al darse la vuelta para evitar las úlceras por presión, o al lavar a un paciente encamado, es importante actuar con cuidado, asegurándose de que cada gesto se realiza de forma que preserve al máximo la integridad física y emocional del paciente. Este respeto también implica escuchar las señales corporales del paciente: si muestra signos de incomodidad o vergüenza, es crucial adaptar su enfoque.

El pudor es un concepto que puede variar de un paciente a otro, en función de su **historia personal**, su **cultura** o sus **creencias religiosas**. Para algunos pacientes, mostrar una parte de su cuerpo o permitir que otra persona toque su intimidad puede resultar especialmente difícil, incluso traumático. Por tanto, los asistentes sanitarios deben ser conscientes de estas diferencias individuales y adaptar su comportamiento en función de las sensibilidades de cada paciente. Por ejemplo, algunos pacientes pueden preferir ser atendidos por una persona de su mismo sexo, o pueden desear conservar cierto grado de autonomía cuando se trata de gestos íntimos como el aseo personal. Tener en cuenta estas preferencias demuestra que el cuidador respeta no sólo el cuerpo del paciente, sino también su **identidad** y sus **valores**.

La **empatía** y la **amabilidad** son cualidades esenciales para respetar la intimidad y el pudor del paciente. No se trata sólo de seguir protocolos técnicos, sino de comprender cómo se siente el paciente ante su vulnerabilidad. El simple hecho de reconocer que determinadas situaciones pueden resultar embarazosas o difíciles para el paciente, y tenerlo en cuenta en su actitud y enfoque, ayuda a crear un clima de confianza. Los cuidadores deben estar atentos a las señales de incomodidad o malestar, a veces expresadas sutilmente por el paciente, y ajustar su enfoque en consecuencia. La escucha y la paciencia son aliados valiosos para que la asistencia sea más humana y menos intrusiva.

Respetar la intimidad y el pudor de un paciente va más allá de los cuidados físicos. Incluye **respetar su intimidad** y su información personal. Es importante mantener **una estricta confidencialidad** sobre los datos de salud del paciente, compartiendo esta información sólo con los miembros del equipo sanitario implicados, y siempre respetando las normas de ética profesional. Hablar de los cuidados de un paciente en su presencia, pero sin incluirlo en la conversación, también puede ser fuente de malestar o desvalorización. Por lo tanto, es esencial implicar siempre a los pacientes en las discusiones sobre su atención, incluso cuando éstas sean de naturaleza médica.

○ Apoyo al final de la vida en cuidados paliativos urológicos

Los cuidados paliativos urológicos al **final de la vida** son una etapa profundamente humana y delicada, en la que el objetivo ya no es curar, sino aliviar el dolor, ofrecer confort y respetar la dignidad del paciente hasta sus últimos momentos. Estos cuidados se centran en mejorar la calidad de vida, tanto física como psicológica y emocional, teniendo en cuenta las necesidades específicas de los pacientes que padecen patologías urológicas avanzadas, como cáncer de próstata, cáncer de vejiga o insuficiencia renal terminal. El auxiliar de enfermería desempeña un papel central en este apoyo, siendo a menudo la persona más cercana al paciente, proporcionándole cuidados técnicos, apoyo psicológico y una presencia tranquilizadora.

El apoyo de los cuidados paliativos comienza con el tratamiento integral del **alivio del dolor** y los síntomas físicos. En las afecciones urológicas, esto incluye a menudo el tratamiento de síntomas como **la incontinencia**, las **infecciones urinarias recurrentes**, **la retención urinaria** o el dolor asociado a las metástasis óseas en el cáncer de próstata. El auxiliar de enfermería desempeña un papel clave en la vigilancia de los síntomas y la administración de tratamientos para aliviarlos. Debe asegurarse de que dispositivos como las sondas urinarias estén correctamente colocados y funcionen adecuadamente, cuidando de que estos dispositivos no añadan dolor o molestias adicionales. El confort físico del paciente es la prioridad, y el asistente debe ajustar los cuidados a las necesidades individuales, en colaboración con el equipo médico.

El alivio del dolor en los cuidados paliativos depende a menudo de tratamientos farmacológicos como los analgésicos de alto nivel (morfina y otros opiáceos). Aunque no es directamente

126

responsable de prescribirlos, el auxiliar de enfermería debe vigilar la eficacia de los tratamientos, informar de cualquier signo de malestar o dolor no aliviado y ajustar las posiciones del paciente para evitar puntos de presión o úlceras por presión. También son responsables de la higiene y la prevención de infecciones, proporcionando cuidados suaves de la piel e higiene íntima para preservar la dignidad del paciente y evitar al mismo tiempo complicaciones posteriores.

El apoyo al final de la vida no se limita a la dimensión física. Incluye la atención **psicológica y emocional**, que es de vital importancia. Los pacientes al final de la vida pueden experimentar ansiedad, tristeza, ira o una profunda soledad a medida que se acerca la muerte. Los cuidadores son a menudo una presencia tranquilizadora y reconfortante en esos momentos, pues proporcionan una escucha atenta y sin prejuicios. A veces se trata simplemente de estar ahí, cogiendo la mano del paciente, ofreciéndole una presencia tranquilizadora. El final de la vida es un momento de gran vulnerabilidad, y la actitud afectuosa del cuidador ayuda al paciente a sentirse comprendido, escuchado y apoyado.

Los cuidados paliativos urológicos también pueden implicar situaciones delicadas relacionadas con el **pudor** y la **intimidad**. Cuidados como la gestión de la incontinencia o de las sondas urinarias tocan aspectos muy personales del cuerpo del paciente. El auxiliar de enfermería debe poner especial cuidado en respetar el pudor y la intimidad del paciente, procurando cubrirlo lo más posible, explicando cada gesto con delicadeza y asegurándose de que estos cuidados se lleven a cabo en un entorno privado y respetuoso. Mantener la dignidad del paciente hasta sus últimos momentos es una prioridad, ya que ayuda a preservar su autoestima y la sensación de control sobre su cuerpo, incluso en esta fase terminal.

El **apoyo a las familias** es también una parte integral de los cuidados al final de la vida. Los familiares del paciente se enfrentan a menudo a la angustia, a preguntas sobre el sufrimiento de su ser querido y a la anticipación del duelo. El auxiliar de enfermería, por su experiencia y humanidad, desempeña el papel de mediador entre el equipo de enfermería y los familiares. Pueden proporcionar información sencilla sobre los cuidados que se están prestando, tranquilizar a los familiares asegurándoles que se está haciendo todo lo posible para garantizar la comodidad del paciente y ofrecer un oído empático. El apoyo emocional que prestan a las familias reduce su ansiedad, les ayuda a comprender mejor la situación y, a veces, les guía en la aceptación gradual de la pérdida inminente.

En cuidados paliativos, también es importante respetar **los deseos de los pacientes**. Algunos pacientes pueden desear limitar ciertos tratamientos invasivos o solicitar disposiciones específicas para sus últimos momentos. Los cuidadores deben respetar estas elecciones, asegurándose de que los deseos del paciente sean escuchados y seguidos, mediante directivas anticipadas o conversaciones con el equipo asistencial. Esto puede incluir decisiones sobre la limitación de las intervenciones médicas, la adaptación de los cuidados para ofrecer un mayor confort o las opciones espirituales y religiosas que deben respetarse.

El tiempo que se pasa con un paciente al final de la vida tiene un valor incalculable. A diferencia de los cuidados médicos tradicionales, en los que el tiempo suele ser limitado, los cuidados paliativos dejan espacio para el acompañamiento humano, en el que el tiempo ya no se centra únicamente en actos técnicos, sino en escuchar, estar presente y compartir. A veces, un paciente al final de la vida ya no tiene palabras para expresar sus necesidades, pero su sufrimiento o malestar pueden percibirse a través de señales no verbales que el asistente sanitario, con su experiencia y atención, es capaz de captar. Se trata de entender los silencios, percibir gestos o miradas que dicen mucho del estado de ánimo del paciente.

La atención **al final de la vida** en el contexto de los cuidados paliativos urológicos requiere, por tanto, conocimientos técnicos, pero, sobre todo, también **habilidades interpersonales**. El auxiliar de enfermería es un **pilar de benevolencia** en estos momentos, proporcionando un apoyo indefectible, un acompañamiento personalizado y atención a cada detalle. Son guardianes de la dignidad y la humanidad del paciente, garantizando que, incluso en sus últimos momentos, los pacientes sean tratados con el respeto que merecen. Este apoyo al final de la vida es un acto profundamente humanista, donde la técnica y la compasión se unen para permitir a los pacientes vivir sus últimos momentos con la mayor serenidad posible.

3. **Gestionar las relaciones con la familia y los amigos**
    ◦   Implicar a los familiares en los cuidados cotidianos
Implicar a familiares y amigos en los cuidados cotidianos es un aspecto fundamental de la atención al paciente, sobre todo cuando éste se enfrenta a una enfermedad crónica, una operación o una situación de dependencia. La presencia y el apoyo de familiares y amigos no sólo son beneficiosos desde el punto de vista emocional, sino que también pueden desempeñar un papel activo en el apoyo de los cuidados cotidianos, contribuyendo a mejorar la calidad de vida del paciente y a aligerar la carga de trabajo de los equipos asistenciales. En esta dinámica, el auxiliar de enfermería ocupa una posición clave como intermediario entre el equipo médico, el paciente y sus familiares, facilitando su integración en el proceso asistencial.

El **aspecto emocional** de la participación de la familia y los amigos es crucial. Su presencia proporciona al paciente una sensación de seguridad, consuelo y amor, que puede reducir considerablemente la ansiedad y la angustia, especialmente en los momentos en que el paciente se siente vulnerable o impotente. Los familiares suelen ser las personas en las que más confía un paciente, y esta confianza se manifiesta en un alivio emocional cuando participan en los cuidados. Ya sea algo tan sencillo como acompañar al paciente al baño, ayudarle a ponerse cómodo en la cama o estar presentes en los momentos difíciles, su apoyo es esencial para el equilibrio psicológico del paciente.

Sin embargo, la implicación de los familiares no se limita a una simple presencia emocional. Pueden **participar activamente** en cuidados más prácticos, bajo la supervisión y el asesoramiento de los profesionales sanitarios. El auxiliar asistencial desempeña un papel crucial a la hora de **formar** y **orientar a los familiares** en la realización de determinadas tareas, en función de las necesidades del paciente. Por ejemplo, en el marco de los cuidados de una patología urológica, se puede formar a un familiar para que ayude al paciente a manipular una sonda urinaria o a controlar un catéter, bajo las instrucciones del asistente de cuidados, garantizando así que los cuidados continúen de forma segura fuera de las horas en que el personal médico está disponible.

La formación de los familiares debe adaptarse a su nivel de comprensión y comodidad con los procedimientos médicos. Algunos familiares pueden sentirse cómodos con los aspectos técnicos de los cuidados, mientras que otros pueden mostrarse reacios o temerosos ante la responsabilidad de intervenir en el cuidado corporal de su ser querido. El asistente debe estar atento a estas reacciones, ofreciendo un apoyo personalizado que respete el ritmo de aprendizaje y las preferencias de cada persona. Esto puede implicar enseñar gestos sencillos, como cambiar de posición a un paciente encamado para evitar las úlceras por presión, o explicar cómo vigilar los signos de infección alrededor de una herida quirúrgica o un dispositivo médico.

Implicar a familiares y amigos en los cuidados también **ayuda a facilitar la vuelta a casa** y la continuidad de los cuidados tras la hospitalización. Cuando los pacientes abandonan el hospital, pueden seguir necesitando cuidados cotidianos, como la administración de medicamentos, el cambio de vendajes o la realización de tareas de rehabilitación. El auxiliar de enfermería, en colaboración con los enfermeros, debe preparar a los familiares para estas tareas antes de que el paciente abandone el hospital.

Esto incluye no sólo aprender las técnicas, sino también comprender las **señales de alarma** que podrían indicar una complicación (fiebre, dolor, enrojecimiento, hinchazón) y requerir el regreso al hospital. Al formar a los familiares, el asistente asistencial no sólo les hace más competentes, sino también más seguros de su capacidad para gestionar estas situaciones, lo que reduce el estrés y la ansiedad asociados al cuidado de un paciente en casa.

Apoyar a los seres queridos en su cuidado debe incluir también una **dimensión humana** y empática. Para muchas personas, ver sufrir a un ser querido o depender de su apoyo diario puede ser emocionalmente agotador. Pueden sentirse impotentes, tristes o incluso frustrados por la enfermedad. El papel del cuidador es de **apoyo moral**, escuchando las preocupaciones de sus seres queridos, reconociendo la dificultad de su papel y asegurándoles que no están solos en este proceso. Ofrecerles oportunidades para hablar y compartir experiencias puede ayudarles a comprender mejor la situación y a aceptar los retos que supone cuidar de un enfermo.

Otro aspecto importante de la participación de familiares y amigos es la **coordinación de los cuidados**. Al participar en los cuidados cotidianos, los familiares también pueden convertirse en transmisores cruciales de información entre el paciente y el equipo médico. A menudo son los primeros en notar cambios en el estado de salud del paciente, signos de deterioro o mejoras. Los cuidadores deben fomentar este diálogo, pidiendo regularmente a los familiares que compartan sus observaciones y explicándoles lo que hay que vigilar. Este diálogo es inestimable para ajustar los cuidados y garantizar que el paciente reciba la atención necesaria en el momento oportuno.

Implicar a los familiares no significa que tengan que soportar solos la carga de los cuidados. Es importante recordarles que el equipo médico siempre está ahí para **apoyarles** y **hacerse cargo** cuando sea necesario. El cuidador debe asegurarse de que los familiares no se sientan abrumados por sus nuevas responsabilidades y de que sepan que pueden pedir ayuda o consejo en cualquier momento. También es esencial garantizar que los familiares tengan tiempo para descansar y que puedan **mantener su propio equilibrio**. Cuidar de un paciente en casa, especialmente de uno al final de la vida o que padece una enfermedad crónica debilitante, puede ser física y emocionalmente agotador. Los cuidadores pueden orientarles hacia soluciones de respiro, como servicios de ayuda a domicilio o estancias temporales en instituciones, para que puedan recargar las pilas sin sentirse culpables.

La participación de los familiares en los cuidados se extiende también a **tener en cuenta los deseos** del paciente y su familia. Algunos pacientes, especialmente al final de la vida, pueden tener deseos específicos sobre los cuidados que desean o no recibir. El cuidador debe asegurarse de que estos deseos se respetan y se comunican al equipo asistencial. Esto incluye la forma en que se prestan los cuidados, la elección de permanecer en casa o en una institución y los aspectos espirituales o religiosos que puedan ser importantes para el paciente y su familia. Respetar estos deseos aumenta la dignidad del paciente y permite a los familiares sentirse más implicados y de acuerdo con las decisiones tomadas.

◦ Comunicación adecuada con la familia

La **comunicación adecuada con la familia** es una parte esencial del trabajo de los cuidadores, sobre todo en situaciones en las que el paciente está gravemente enfermo, convaleciente o en cuidados paliativos. La familia del paciente, ya sean parientes, amigos o cuidadores principales, suele desempeñar un papel fundamental en la prestación de apoyo, la toma de decisiones y la supervisión de los cuidados. Para el cuidador, es crucial desarrollar una comunicación clara, empática y adaptada a las necesidades de las familias, ya que esto no sólo ayuda a tranquilizar a los familiares, sino también a crear un entorno de confianza y cooperación, en beneficio del paciente.

El primer paso para **una comunicación adecuada** con la familia es establecer una relación basada en la **transparencia** y la **escucha activa**. Los familiares del paciente suelen estar preocupados y atravesar periodos de incertidumbre, ansiedad y estrés. Por ello, el cuidador debe asegurarse de que se les escucha, prestando atención a sus preocupaciones, preguntas y necesidades. Esto significa ofrecerles un espacio donde puedan expresar libremente sus temores y preguntas. Al responder con precisión y honestidad, el cuidador ayuda a aliviar las tensiones y a generar confianza. Es esencial evitar la compleja jerga médica, que puede reforzar los malentendidos, y favorecer un lenguaje claro y accesible, para que la familia pueda comprender plenamente el estado de salud del paciente y los cuidados prestados.

La empatía es crucial a la hora de comunicarse con las familias. Cada familia reacciona de forma diferente ante la enfermedad o el deterioro de la salud de un ser querido. Algunas pueden estar muy preocupadas y hacer muchas preguntas, mientras que otras pueden mostrarse más silenciosas o resignadas. Los cuidadores deben ser sensibles a estas distintas reacciones y adaptar su enfoque al estado emocional de la familia. Es importante reconocer el sufrimiento o la ansiedad por la que atraviesan los familiares y mostrarles que no están solos en este calvario. Una palabra de consuelo, la atención a sus necesidades o una presencia afectuosa pueden marcar una gran diferencia, aunque la situación sea difícil.

Los cuidadores también deben asegurarse de **facilitar información periódica** sobre el estado del paciente. Las familias suelen querer estar al día de la evolución de la salud de sus seres queridos, sobre todo cuando el paciente se encuentra en una situación crítica o al final de la vida. En colaboración con el equipo médico, el cuidador puede ofrecer información actualizada sobre los cuidados actuales, explicar los próximos procedimientos o responder a preguntas sobre los tratamientos que se están administrando. Esta transparencia ayuda a las familias a comprender mejor lo que está ocurriendo, a prepararse para cualquier cambio y a sentirse más implicadas en el proceso asistencial. No obstante, es importante respetar los papeles respectivos: la información médica compleja debe transmitirla el médico, mientras que el cuidador puede complementarla con explicaciones prácticas o consejos sobre la gestión cotidiana de los cuidados.

En algunos casos, la familia puede tener que tomar **decisiones difíciles** sobre los cuidados que se van a prestar, sobre todo en cuidados paliativos o al final de la vida. Aunque no están a cargo de las decisiones médicas, los asistentes de cuidados pueden ofrecer un apoyo inestimable al ser un **interlocutor comprensivo** para la familia. Pueden ayudar a aclarar ciertos aspectos prácticos de los cuidados, responder a preguntas sobre las implicaciones de determinadas decisiones (por ejemplo, suspender tratamientos invasivos) o simplemente ofrecer un oído comprensivo. En esos momentos, el cuidador también puede remitir a la familia a recursos, como equipos de psicólogos o servicios de apoyo, para ayudarles a superar este difícil periodo.

Una comunicación adecuada con la familia también debe tener en cuenta las **preferencias y sensibilidades culturales** o religiosas. Cada familia tiene sus propios valores y creencias, que influyen en su forma de percibir la enfermedad, la muerte o los cuidados médicos. Los cuidadores deben estar atentos a estas particularidades, respetando los deseos expresados por la familia o el paciente en cuanto a rituales, prácticas religiosas o decisiones al final de la vida. Es importante no imponer un punto de vista médico estandarizado, sino tratar de comprender e integrar las necesidades específicas de la familia, asegurándose de que se tienen en cuenta en los cuidados prestados.

Uno de los retos de la comunicación con la familia es saber **gestionar las tensiones o conflictos** que puedan surgir. Los momentos de enfermedad o angustia pueden exacerbar las tensiones familiares, y no es infrecuente que surjan desacuerdos sobre las decisiones que deben tomarse para el paciente. En este contexto, el cuidador debe permanecer neutral y profesional, sin dejar de estar atento a estas dinámicas. Puede contribuir a calmar las tensiones fomentando el diálogo y la discusión serena entre los familiares y el equipo médico. A veces, la simple aclaración de las opciones de atención o tratamiento puede reducir los malentendidos y aliviar los conflictos.

Una **comunicación no verbal** adecuada también es muy importante a la hora de interactuar con la familia. Simples gestos, como una sonrisa, una mirada amable o una presencia discreta pero disponible, pueden ayudar a tranquilizar a la familia, sobre todo cuando resulta difícil encontrar las palabras adecuadas. El cuidador debe estar **presente** y **atento**, incluso en los momentos en que los intercambios verbales son limitados. El acompañamiento silencioso pero respetuoso puede ofrecer un gran consuelo, sobre todo cuando la familia atraviesa momentos de incertidumbre o tristeza.

Por último, los auxiliares asistenciales pueden ser **unos aliados inestimables a** la hora de apoyar a las familias una vez que el paciente ha abandonado el hospital o ha dejado de estar ingresado. Cuando el paciente vuelve a casa o es trasladado a una institución, la familia puede sentirse impotente para ocuparse de la continuidad de los cuidados en casa o de la gestión de la vida cotidiana. Al proporcionar explicaciones claras sobre los cuidados que deben llevarse a cabo en casa, dar consejos prácticos o remitir a la familia a los servicios de ayuda a domicilio, el auxiliar de enfermería contribuye a tranquilizar a los familiares y a hacerles más independientes en el cuidado del paciente.

Capítulo 6

Herramientas tecnológicas e innovaciones en urología

1. Tecnologías punteras de diagnóstico y tratamiento
  ◦ TC, RM, ecografía urológica

Las exploraciones médicas por imagen, como **la TC**, la **RM** y la **ecografía urológica**, son herramientas esenciales en el diagnóstico y tratamiento de las enfermedades urológicas. Estas técnicas proporcionan imágenes precisas y detalladas de los órganos del aparato urinario, en particular los riñones, la vejiga, los uréteres y la próstata, así como de determinadas estructuras circundantes. Cada uno de estos métodos tiene sus propias características específicas, ventajas e indicaciones, lo que permite a los médicos evaluar el estado de salud de los órganos en cuestión, detectar anomalías y planificar los tratamientos adecuados. El auxiliar de enfermería desempeña aquí un papel fundamental, acompañando a los pacientes durante todo el proceso, tranquilizándolos y preparándolos antes de los exámenes.

El TAC es una técnica de diagnóstico por imagen que utiliza rayos X para obtener imágenes transversales del cuerpo. Este tipo de examen se utiliza a menudo en urología para diagnosticar y evaluar afecciones como **cálculos renales, tumores** de riñón o vejiga, o para detectar anomalías estructurales en las vías urinarias. El TAC es especialmente eficaz para visualizar las estructuras internas del cuerpo con gran precisión, sobre todo cuando se combina con la inyección de un agente de contraste, que permite ver mejor los vasos sanguíneos y los tejidos.

Durante una **exploración urológica**, el papel del asistente sanitario es crucial para preparar al paciente. Debe explicar la exploración al paciente, asegurándole que es indolora y relativamente rápida. Si se utiliza un medio de contraste, el asistente debe comprobar si hay **contraindicaciones**, como alergias al yodo o problemas renales, y asegurarse de que el paciente está en ayunas si es necesario. A continuación, se coloca al paciente cómodamente en la mesa del escáner, y el asistente sanitario se asegura de que está correctamente colocado para garantizar la calidad de las imágenes. Una vez iniciada la exploración, es fundamental recordar al paciente que permanezca quieto para evitar artefactos en las imágenes, al tiempo que se permanece disponible para responder a cualquier pregunta o duda.

La resonancia magnética (**RM**) es otra técnica avanzada de diagnóstico por imagen que utiliza campos magnéticos y ondas de radio para crear imágenes muy detalladas de los órganos internos. En urología, la IRM es especialmente útil para evaluar **tumores de próstata** y **riñón**, o para detectar anomalías complejas de las vías urinarias. La RM tiene la ventaja de proporcionar imágenes muy precisas de los tejidos blandos, lo que facilita diferenciar los tumores benignos de los malignos y evaluar la extensión del cáncer, sobre todo en el caso de la próstata.

Sin embargo, la RM es un examen más largo y restrictivo que el TAC, debido al tiempo necesario para adquirir las imágenes y al importante ruido que genera la máquina. Por ello, la preparación y el apoyo al paciente son esenciales. El asistente debe preparar al paciente comprobando que no existen contraindicaciones, como la presencia de marcapasos, prótesis metálicas o cuerpos metálicos extraños en el cuerpo. También debe asegurarse de que el paciente se siente cómodo con la idea de permanecer inmóvil en un túnel estrecho durante varios minutos. Algunos pacientes sufren **claustrofobia**, por lo que es importante tranquilizarlos antes de la exploración, explicándoles que podrán comunicarse con el técnico durante la RM a través de un sistema de intercomunicación. El auxiliar de enfermería desempeña aquí un papel tranquilizador, escuchando al paciente y asegurándose de que se hace todo lo posible para que la exploración se desarrolle en las mejores condiciones.

La ecografía urológica es un método de imagen más común y sencillo que utiliza **los ultrasonidos** para visualizar los órganos del aparato urinario. Se trata de un examen no invasivo e indoloro que no suele requerir preparación especial, y suele utilizarse como primera línea de defensa para explorar síntomas como el dolor abdominal, los trastornos urinarios o la detección de masas. En urología, la ecografía se utiliza para examinar los **riñones**, la **vejiga** y la **próstata** en los hombres. La ecografía es especialmente útil para detectar cálculos renales, tumores o quistes, y para evaluar el tamaño de la próstata, sobre todo en casos de hiperplasia prostática benigna (HPB).

Una de las ventajas de la ecografía es que puede realizarse rápidamente y en condiciones relativamente cómodas para el paciente. El auxiliar de enfermería prepara al paciente explicándole el procedimiento y asegurándose de que ha bebido suficiente agua para llenar la vejiga, si es necesario para la ecografía. A continuación, el auxiliar ayuda al paciente a acomodarse en la camilla, asegurándose de que está correctamente colocado para que el médico o el técnico puedan realizar la ecografía en las mejores condiciones posibles. Durante la exploración, el auxiliar de enfermería vela por la comodidad del paciente y permanece cerca para responder a sus necesidades.

En algunos casos, puede ser necesaria una **ecografía transrectal** para obtener imágenes más precisas de la próstata. Esta exploración puede resultar más incómoda para el paciente, ya que implica la introducción de una sonda en el recto. También en este caso, el auxiliar de enfermería desempeña un papel crucial para **tranquilizar al paciente**, explicándole que las molestias son pasajeras y que la exploración proporcionará información precisa y esencial para el diagnóstico.

En conjunto, estas técnicas de imagen -tomografía computarizada, resonancia magnética y ecografía- son complementarias y proporcionan una visión precisa de las patologías urológicas. **El TAC** suele preferirse por su rapidez y su capacidad para detectar anomalías como cálculos o tumores, mientras que la **RM** se utiliza para una exploración más profunda de los tejidos blandos, sobre todo en casos de cáncer. **La ecografía**, por su parte, es un examen de primera línea, fácil de realizar y no invasivo, que proporciona información rápida sobre el estado de los órganos del aparato urinario.

En este contexto, el papel del auxiliar de enfermería no consiste sólo en preparar técnicamente al paciente para los exámenes, sino también en apoyarle emocionalmente, respondiendo a sus preguntas y tranquilizándole a lo largo de todo el proceso. Gracias a este enfoque asistencial, el auxiliar de enfermería contribuye a **reducir la ansiedad** de los pacientes ante estas exploraciones, a veces impresionantes, y a garantizar que todo transcurra con normalidad para obtener los resultados necesarios para el diagnóstico y el tratamiento.

○ Robótica quirúrgica y procedimientos mínimamente invasivos

La **robótica quirúrgica** y los **procedimientos mínimamente invasivos** están revolucionando la cirugía moderna, sobre todo en urología. Estos avances tecnológicos permiten a los cirujanos realizar operaciones complejas con una precisión inigualable, reduciendo al mismo tiempo los traumatismos para el paciente. Gracias a herramientas sofisticadas como el **sistema quirúrgico Da Vinci**, la robótica ofrece un mayor control de los gestos quirúrgicos, la visualización tridimensional de los tejidos y una precisión milimétrica en la ejecución de los procedimientos. Estas innovaciones han transformado profundamente la forma de tratar ciertas patologías urológicas, como el cáncer de próstata, los cálculos renales y los tumores renales, mejorando los resultados clínicos y reduciendo las complicaciones postoperatorias.

Los procedimientos mínimamente invasivos se distinguen de la cirugía tradicional por su enfoque menos agresivo. En lugar de abrir ampliamente la cavidad abdominal, como ocurre con la cirugía abierta convencional, las técnicas mínimamente invasivas utilizan pequeñas incisiones a través de las cuales se introducen instrumentos especializados. En urología, esto puede incluir procedimientos como la **prostatectomía radical** (extirpación de la próstata), la **nefrectomía parcial** (extirpación parcial del riñón) o la **cistectomía** (extirpación de la vejiga), realizados mediante un robot quirúrgico o una laparoscopia. El objetivo de estas operaciones es minimizar el traumatismo para el paciente, reduciendo el tamaño de las incisiones y limitando la alteración de los tejidos circundantes.

El **sistema Da Vinci**, el robot quirúrgico más utilizado en el mundo, es un ejemplo perfecto de los avances de la robótica en cirugía. Este robot consta de varios brazos articulados, manejados por el cirujano desde una consola. El cirujano controla cada uno de estos brazos con una precisión inigualable, gracias a una interfaz que reproduce sus movimientos en tiempo real, pero a escala miniaturizada. Uno de los brazos sostiene una cámara que ofrece una visión tridimensional de alta definición del interior del cuerpo, mientras que los otros brazos manejan los instrumentos quirúrgicos. La **visión tridimensional que proporciona** el sistema, combinada con la **estabilidad de los instrumentos robóticos**, permite al cirujano trabajar con una precisión mucho mayor de la que sería posible sólo con cirugía manual. Esto es especialmente importante en operaciones delicadas, como preservar los nervios responsables de la continencia urinaria o la función eréctil durante una prostatectomía.

Las ventajas de la robótica quirúrgica son numerosas, tanto para los pacientes como para los cirujanos. Para el paciente, estas técnicas mínimamente invasivas suelen significar incisiones más pequeñas, lo que reduce la hemorragia intraoperatoria, disminuye el riesgo de infección y acelera la cicatrización. El dolor postoperatorio también es menos intenso, lo que permite una **recuperación más rápida** y una reincorporación más temprana a las actividades cotidianas. Por ejemplo, en el caso de la **prostatectomía asistida por robot**, la estancia hospitalaria suele reducirse a unos pocos días, frente a una semana o más en el caso de la cirugía abierta. Además, los resultados funcionales suelen ser mejores, con una recuperación más rápida de la continencia y la función sexual, porque la robótica permite una disección más precisa de las estructuras nerviosas y vasculares.

Para los cirujanos, el uso de la robótica ofrece una **comodidad de trabajo** notablemente mejorada. A diferencia de la cirugía abierta, que puede ser físicamente exigente y requerir largas horas de pie, el cirujano que utiliza el robot está sentado ante una consola y maneja los instrumentos en una posición ergonómica. Esto reduce la fatiga durante operaciones largas y complejas. Además, los instrumentos robóticos ofrecen **mayor destreza** que las manos humanas, con movimientos más finos y precisos que eliminan los temblores naturales. Esta precisión es especialmente beneficiosa en cirugías delicadas en las que el margen de error es mínimo, como una **nefrectomía parcial** para extirpar un tumor renal conservando el resto del riñón.

Además de la robótica, los **procedimientos mínimamente invasivos** en urología también incluyen la **cirugía endoscópica** y las técnicas **percutáneas**. **La ureteroscopia**, por ejemplo, es una técnica por la que se introduce un endoscopio en el tracto urinario, a través de la uretra, para tratar cálculos renales o tumores de vejiga. Este abordaje endoscópico elimina la necesidad de incisiones externas, lo que reduce considerablemente el tiempo de recuperación y las complicaciones de la herida. Del mismo modo, **la litotricia percutánea**, técnica utilizada para romper cálculos renales, se realiza a través de una pequeña incisión en la piel, lo que permite acceder directamente al riñón para tratar los cálculos, sin necesidad de cirugía abierta.

Estas técnicas mínimamente invasivas y robóticas han cambiado profundamente la **forma de atender a** los pacientes de urología. No sólo mejoran los resultados funcionales, sino que también **reducen las complicaciones** a largo plazo, como infecciones postoperatorias, hemorragias y hernias. Unos tiempos de recuperación más cortos suponen menos estancias hospitalarias, una vuelta más rápida a la vida normal y menores costes para el sistema sanitario.

El papel del **auxiliar de enfermería** en este contexto es fundamental. Antes de la operación, el auxiliar de enfermería suele ser el primer punto de contacto para tranquilizar al paciente, explicarle el procedimiento y comprobar que ha entendido las instrucciones preoperatorias, como la necesidad de ayunar. Durante la operación, el auxiliar de enfermería trabaja con el equipo quirúrgico para asegurarse de que todo el equipo necesario esté listo y de que el paciente esté correctamente colocado para la operación robótica o laparoscópica. Tras la operación, el auxiliar de enfermería desempeña un papel clave en el **seguimiento postoperatorio**, ayudando a controlar el dolor, vigilando las constantes vitales del paciente y asegurándose de que la recuperación transcurre lo mejor posible.

Por último, el auxiliar de enfermería desempeña un papel activo en la **educación del paciente** y su familia después de la operación. Es importante que el paciente comprenda los cuidados que debe prestar a sus heridas quirúrgicas, los signos de alarma a los que debe estar atento, como fiebre o hemorragias anormales, y las recomendaciones para reanudar gradualmente las actividades físicas. Por ello, el auxiliar de enfermería desempeña un papel fundamental en la **transición a casa**, ofreciendo consejos prácticos y respondiendo a las preguntas de los pacientes sobre su recuperación.

2. **El impacto de las nuevas tecnologías en el trabajo de los auxiliares de cuidados**
   ○ Gestión de equipos tecnológicos (sondas, dispositivos de control)

La **gestión de equipos tecnológicos**, como **sondas** y **dispositivos de monitorización**, es un componente esencial de la atención médica, especialmente en urología. Estos equipos se utilizan para monitorizar continuamente el estado del paciente, realizar determinadas funciones fisiológicas o administrar tratamientos. La eficacia de su uso depende no sólo de la precisión tecnológica, sino también de la capacidad de los cuidadores para manejarlos correctamente, mantenerlos y prevenir las complicaciones asociadas a su uso. El auxiliar de enfermería desempeña un papel fundamental en esta gestión, ya que garantiza el buen funcionamiento de los dispositivos, la seguridad del paciente y la transmisión de información vital al equipo médico.

Las sondas son uno de los equipos más utilizados en los servicios de urología. Una **sonda urinaria**, por ejemplo, es un dispositivo que se inserta en la uretra para drenar la orina directamente desde la vejiga. Se suele utilizar en situaciones en las que el paciente no puede orinar con normalidad, ya sea debido a una obstrucción, después de una intervención quirúrgica o como consecuencia de una patología. El manejo de la sonda urinaria requiere **una vigilancia cuidadosa** para evitar complicaciones como infecciones urinarias u obstrucción de la sonda.

El auxiliar de enfermería, en primera línea, debe asegurarse de que la sonda está correctamente colocada y de que el sistema de drenaje funciona sin problemas. Esto significa comprobar regularmente que la sonda no está retorcida ni obstruida, y que la bolsa de recogida de orina se vacía a intervalos regulares para evitar sobrecargas. El cuidador también debe observar la **calidad de la orina** (su color, claridad y olor), ya que puede ser un indicador precoz de infección o complicación. Por ejemplo, si la orina se vuelve turbia o tiene mal olor, puede ser indicio de una infección urinaria. Estas observaciones deben comunicarse inmediatamente a la enfermera o al médico para que puedan tomarse medidas inmediatas.

Uno de los aspectos más críticos del manejo de las sondas es la **prevención de infecciones**. La inserción de una sonda urinaria, aunque habitual, es una vía potencial de entrada de bacterias, exponiendo al paciente al riesgo de infección nosocomial. Por ello, los auxiliares sanitarios deben cumplir escrupulosamente los protocolos de **asepsia** al manipular la sonda. Esto incluye el lavado de manos, el uso de guantes estériles y la desinfección de la zona donde se inserta el catéter. También es esencial **cambiar la sonda con regularidad**, de acuerdo con las recomendaciones médicas, para limitar el riesgo de colonización bacteriana. Al cambiar la sonda, el asistente sanitario debe explicar el proceso al paciente, asegurándose de que esté bien informado y tranquilo, ya que este procedimiento puede ser fuente de incomodidad.

Los dispositivos de monitorización también desempeñan un papel importante en el seguimiento del estado de salud del paciente. Permiten controlar en tiempo real parámetros vitales como la frecuencia cardíaca, la saturación de oxígeno (SpO2), la tensión arterial y la temperatura corporal. En el contexto urológico, estos dispositivos se utilizan a menudo después de una intervención quirúrgica o cuando se trata a un paciente en estado crítico. Por ejemplo, tras una prostatectomía o una nefrectomía, la monitorización de las constantes vitales es esencial para la detección precoz de complicaciones postoperatorias como hemorragias o infecciones.

El auxiliar asistencial es responsable de **configurar** y **supervisar** estos dispositivos. Debe asegurarse de que los electrodos del monitor cardiaco estén colocados correctamente, de que el sensor de saturación de oxígeno esté correctamente colocado en el dedo del paciente y de que el manguito de presión arterial esté colocado para que las mediciones sean fiables. Si un dispositivo funciona mal (falsa alarma, sensor mal colocado), el asistente sanitario debe intervenir rápidamente para resolver el problema, procurando no interrumpir la monitorización continua del paciente. Una buena gestión de estos dispositivos requiere una vigilancia constante y la capacidad de interpretar los datos proporcionados, para poder identificar rápidamente las variaciones anormales e informar al equipo médico.

Además de controlar los parámetros vitales, el auxiliar de enfermería debe estar atento a **las reacciones** del **paciente**. Algunos dispositivos, aunque no sean muy invasivos, pueden resultar incómodos para los pacientes. Por ejemplo, llevar un manguito automático de tensión arterial durante demasiado tiempo puede causar molestias, al igual que un sensor de saturación puede provocar irritaciones en la piel si se mantiene colocado durante demasiado tiempo. Por tanto, el asistente sanitario debe velar por **el bienestar** del paciente ajustando los dispositivos de forma que se minimicen las molestias, al tiempo que se garantiza su eficacia.

La **vigilancia y la capacidad de reacción** son competencias esenciales en la gestión de los sistemas de monitorización. Las alarmas de los monitores de constantes vitales son señales de advertencia que deben interpretarse con rapidez. Un descenso repentino de la saturación de oxígeno, una caída de la tensión arterial o un aumento de la frecuencia cardiaca pueden indicar un deterioro del estado del paciente que requiera una intervención inmediata. El auxiliar de enfermería, que está en primera línea cuando se producen estas alarmas, debe evaluar la situación rápidamente, comprobar si el problema se debe a un mal funcionamiento técnico o a una auténtica complicación médica, y alertar al enfermero o al médico en consecuencia.

Además de los dispositivos de monitorización y los catéteres, en los hospitales suelen utilizarse otros equipos tecnológicos, como **bombas de infusión** o **bombas de analgesia controlada por el paciente (PCA)**. Las bombas de infusión se utilizan para administrar líquidos, nutrientes o medicación de forma controlada. El auxiliar de enfermería debe asegurarse de que las infusiones estén correctamente programadas, de que los tubos no estén obstruidos ni doblados y de que se respete el caudal. Las bombas PCA, utilizadas para aliviar el dolor, permiten al paciente autoadministrarse una dosis controlada de analgésico con sólo pulsar un botón. También en este caso, el cuidador debe supervisar el uso que hace el paciente de la bomba, asegurándose de que el dispositivo funciona correctamente y de que el paciente entiende cómo funciona. También debe vigilar los posibles efectos secundarios asociados al uso de la PCA, como somnolencia o depresión respiratoria, e informar al equipo médico de cualquier signo anormal.

Por último, el mantenimiento de los equipos es un aspecto esencial de la gestión de los dispositivos tecnológicos. Los cuidadores deben asegurarse de que cada pieza del equipo se **desinfecta** después de su uso, de acuerdo con los protocolos de higiene, para evitar la propagación de infecciones. Las sondas, los catéteres, los sensores de monitorización y los tubos deben manipularse y limpiarse con cuidado, o desecharse si son de un solo uso. Debe prestarse especial atención a la **esterilidad de** los equipos, sobre todo al manipular sondas urinarias e infusiones, para minimizar el riesgo de introducir gérmenes en el cuerpo del paciente.

◦   Asistencia al equipo quirúrgico en el uso de robots
Asistir al equipo quirúrgico cuando se utilizan **robots quirúrgicos** es una responsabilidad esencial y exigente, sobre todo en operaciones complejas en las que la precisión tecnológica es primordial. El auge de la **robótica quirúrgica**, en particular con sistemas como el **Da Vinci**, ha transformado la forma de llevar a cabo determinadas operaciones, especialmente en urología, permitiendo a los cirujanos trabajar con mayor precisión y minimizando al mismo tiempo los traumatismos para el paciente. La asistencia de auxiliares de enfermería y personal paramédico en este contexto es esencial para garantizar el buen desarrollo de las operaciones, ya sea antes, durante o después de la intervención.

En primer lugar, incluso antes de la operación, el celador desempeña un papel importante en la **preparación del quirófano** y del equipo. Cuando se utilizan robots quirúrgicos, la gestión del equipo es aún más compleja que en la cirugía tradicional, ya que requiere **una preparación meticulosa** de los brazos robóticos, los instrumentos y las consolas de control. El auxiliar de enfermería debe asegurarse de que todo el equipo necesario para la operación esté correctamente dispuesto, desinfectado y funcional. Los brazos robóticos, que pueden estar equipados con diversas herramientas quirúrgicas, deben colocarse cuidadosamente alrededor de la mesa de operaciones, teniendo en cuenta el acceso que necesitan el cirujano y los demás miembros del equipo.

Al mismo tiempo, el celador **prepara al paciente** para el procedimiento robótico. Se asegura de que el paciente esté correctamente colocado en la mesa de operaciones, según las instrucciones del cirujano. En robótica, la colocación del paciente es especialmente importante, ya que los instrumentos robóticos requieren **un acceso preciso** a las zonas que se van a operar. Por ello, el auxiliar de enfermería se asegura de que el paciente esté bien inmovilizado, mediante cojines de posicionamiento o correas, para garantizar que no se mueva durante la operación. También vela por la desinfección de la piel del paciente y la colocación de paños estériles conforme a los protocolos de higiene, limitando así el riesgo de infección.

Una vez que el robot está colocado y el paciente preparado, el cuidador colabora con el equipo quirúrgico para ofrecer **apoyo continuo** durante toda la operación. Aunque el cirujano controla los brazos robóticos desde una consola situada a unos metros de la mesa de operaciones, es esencial que haya un equipo presente con el paciente para gestionar los aspectos no robóticos de la operación. El auxiliar de enfermería suele ayudar a la enfermera de quirófano o al cirujano asistente proporcionando instrumentos adicionales, ajustando la posición del paciente si es necesario o ayudando a gestionar los fluidos quirúrgicos.

Una de las funciones cruciales del asistente sanitario es **vigilar al paciente** durante la operación. Aunque el cirujano esté concentrado en la pantalla de control, es vital que haya alguien cerca del paciente para controlar las constantes vitales y asegurarse de que todo va bien físicamente. Esto incluye el manejo de dispositivos de monitorización como monitores de frecuencia cardiaca, tensión arterial y saturación de oxígeno. El asistente sanitario debe ser capaz de detectar rápidamente cualquier signo de deterioro del estado del paciente y alertar al equipo de cualquier problema, garantizando la máxima seguridad durante toda la operación.

El cuidador también desempeña un papel crucial en el **manejo del equipo robótico** durante la operación. Aunque el cirujano controla totalmente los movimientos del robot, puede ser necesario ajustar o reposicionar los brazos robóticos durante la operación para permitir un mejor acceso a determinadas zonas del cuerpo. El auxiliar de enfermería, bajo la supervisión del cirujano o de la enfermera de quirófano, puede tener que realizar estos ajustes garantizando al mismo tiempo el mantenimiento de la esterilidad del campo operatorio. La capacidad de reacción y la precisión del auxiliar de enfermería en estos momentos son esenciales para garantizar el buen desarrollo de la operación.

Al final de la operación, el auxiliar de enfermería participa en el **tratamiento postoperatorio inmediato** del paciente. Una vez retirados los instrumentos y brazos robóticos, el auxiliar de enfermería ayuda a recolocar al paciente en la camilla para que esté listo para ser trasladado a la sala de recuperación. También se asegura de que las pequeñas incisiones realizadas para acceder a los brazos robóticos se suturen correctamente y de que se limpie y cubra al paciente para evitar la hipotermia, una preocupación frecuente tras una operación larga.

La gestión del equipo postoperatorio también es crucial. El auxiliar de enfermería participa en la **desinfección** y **preparación del robot** para futuras operaciones. Los instrumentos robóticos utilizados son a menudo complejos y costosos, y requieren un mantenimiento meticuloso para garantizar su buen funcionamiento a largo plazo. El auxiliar de enfermería, en colaboración con el equipo técnico, se asegura de que los brazos robóticos y los instrumentos se limpien, esterilicen y vuelvan a montar correctamente si es necesario.

Además de los aspectos técnicos, el auxiliar de enfermería tiene un importante papel que desempeñar en la **comunicación con el paciente** antes y después de la operación. Antes de la operación, el uso de la robótica puede suscitar preguntas e inquietudes en el paciente. Es esencial que el cuidador sea capaz de proporcionar explicaciones claras y tranquilizadoras sobre cómo se llevará a cabo la operación. Aunque el cirujano proporciona la información detallada, el cuidador puede desempeñar un papel de apoyo explicando los aspectos prácticos del uso de los robots y respondiendo a las preguntas del paciente con empatía. Después de la operación, el cuidador sigue apoyando al paciente explicándole los cuidados postoperatorios, como la gestión de las incisiones o la vigilancia para detectar signos de complicaciones.

El auxiliar de enfermería también desempeña un papel de **enlace** entre el paciente y el equipo médico después de la operación. Se asegura de que el paciente esté instalado en la sala de recuperación y de que se controlen de cerca los parámetros vitales. En caso necesario, el auxiliar de enfermería puede responder a las preguntas del paciente o de sus familiares, explicándoles cómo ha ido la operación y cuáles serán las próximas etapas de la recuperación. Este apoyo humano es especialmente importante en el caso de intervenciones quirúrgicas con tecnologías tan sofisticadas como la robótica, ya que el paciente puede sentirse impresionado por el aspecto tecnológico de la operación.

3. **Formación continua y adaptación a la innovación**
   ◦ Importancia de la formación continua

Nunca se insistirá lo suficiente en la **importancia de la formación continua** para los profesionales sanitarios y, en particular, para los auxiliares de enfermería. En un campo en constante evolución, en el que los avances tecnológicos, las nuevas prácticas médicas y los descubrimientos científicos transforman periódicamente las normas asistenciales, la formación continua es esencial para garantizar una atención óptima al paciente. Permite a los cuidadores mantenerse al día de las últimas técnicas, mejorar sus habilidades prácticas y ampliar sus conocimientos teóricos. Para los asistentes sanitarios, la formación continua es una herramienta esencial para mantener un alto nivel de competencia, adaptarse a las nuevas exigencias de la profesión y prestar una asistencia de calidad, contribuyendo al mismo tiempo a su propio desarrollo profesional y personal.

La sanidad es un campo dinámico, con constantes avances en tratamientos, tecnologías y protocolos asistenciales. La aparición de nuevas enfermedades, los descubrimientos sobre patologías ya existentes y los avances en los procedimientos quirúrgicos hacen que los profesionales sanitarios actualicen constantemente sus conocimientos. Por ejemplo, la introducción de **la robótica quirúrgica** o los **procedimientos mínimamente invasivos** han cambiado profundamente la forma de realizar operaciones en urología y otras especialidades. Un auxiliar de enfermería que trabaje en un departamento quirúrgico debe estar formado en estas tecnologías para poder ayudar al equipo médico de forma eficaz y comprender las implicaciones para el tratamiento postoperatorio de los pacientes.

La **seguridad del paciente** está directamente vinculada a la competencia del personal sanitario, y la formación continua ayuda a reducir el riesgo de errores, mejorar las prácticas y garantizar que la asistencia cumpla siempre las normas más recientes. Por ejemplo, en el ámbito de la prevención de las infecciones nosocomiales, pueden publicarse periódicamente nuevas recomendaciones, ya sea en materia de higiene de las manos, gestión de dispositivos médicos (sondas, catéteres) o cuidado de heridas. Mediante una formación periódica, los auxiliares de cuidados pueden asegurarse de que aplican estos protocolos al pie de la letra, minimizando así los riesgos para los pacientes.

Además, **la formación continua** permite aprender a gestionar situaciones nuevas o excepcionales. Por ejemplo, con la aparición de nuevas epidemias o pandemias, como la COVID-19, el personal asistencial ha tenido que adaptar sus prácticas de la noche a la mañana. La formación específica en protocolos de protección personal, gestión de pacientes con enfermedades contagiosas y desinfección de las áreas asistenciales fue esencial para proteger tanto a los pacientes como al personal de enfermería. Del mismo modo, la formación en técnicas de cuidados paliativos y tratamiento del dolor es esencial para ofrecer un mejor apoyo a los pacientes al final de su vida, sobre todo en los departamentos de oncología y cuidados paliativos.

Además de los aspectos técnicos, la formación continua también ayuda a reforzar las **habilidades interpersonales** y los aspectos humanos de la asistencia. Los auxiliares sanitarios suelen estar en primera línea en el trato con los pacientes y sus familias. La formación sobre cómo **comunicarse con los pacientes** puede ser muy útil para comprender mejor sus necesidades y expectativas, especialmente en situaciones de fragilidad emocional o angustia. Aprender a escuchar mejor, responder con empatía o gestionar situaciones de conflicto o tensión con las familias es tan importante como dominar las habilidades técnicas. Estas competencias llamadas **transversales** son esenciales si queremos ofrecer una atención holística, centrada no sólo en la enfermedad sino en la persona en su conjunto.

La formación continua también permite **desarrollar competencias específicas** a medida que evoluciona el papel del auxiliar de enfermería en determinados departamentos. Por ejemplo, con la introducción de tecnologías avanzadas como los dispositivos de monitorización a distancia, los auxiliares de cuidados necesitan aprender a utilizar estas herramientas para controlar los parámetros vitales de los pacientes. Del mismo modo, en el campo de la telemedicina, que ha experimentado un fuerte desarrollo en los últimos años, puede ser necesario que los cuidadores ayuden a gestionar las consultas a distancia. En estos contextos, la formación continua es esencial para que estas nuevas prácticas se integren en la asistencia diaria.

Una de las principales ventajas de la formación continua es que contribuye al **desarrollo profesional de los** asistentes. Al seguir cursos de formación especializada, pueden ampliar sus competencias, asumir nuevas responsabilidades o plantearse un desarrollo profesional. Por ejemplo, un asistente sanitario especializado en cuidados paliativos o en cirugía robótica puede convertirse en un experto en estos campos y ser reconocido como un valioso recurso para el equipo médico. Además, algunos cursos de formación permiten adquirir competencias que dan acceso a otras profesiones asistenciales, como la enfermería o la gestión sanitaria.

A nivel personal, la formación continua también ayuda **a mantener a las personas motivadas** y comprometidas con su trabajo. Ofrece a los cuidadores la oportunidad de sentirse valorados y de enriquecer su práctica diaria. La sensación de progresar, aprender cosas nuevas y dominar mejor su profesión es un poderoso factor de satisfacción laboral. Esto ayuda a combatir **la rutina** y evitar **el agotamiento**, que a veces puede producirse en trabajos tan exigentes emocional y físicamente como el de asistente de cuidados.

Hoy en día, existen muchas formas diferentes de impartir formación continua. **Las sesiones de formación presenciales**, organizadas en hospitales o centros de formación, permiten a los asistentes aprender de forma práctica, intercambiando ideas con los formadores y sus colegas. También se ha desarrollado mucho **la formación en línea**, que ofrece una flexibilidad inestimable, sobre todo para los asistentes que tienen que trabajar en horarios irregulares. Estos módulos en línea proporcionan acceso independiente a contenidos actualizados, acompañados de tutoriales, vídeos y cuestionarios para validar los conocimientos. Estos sistemas también ofrecen la oportunidad de seguir cursos de formación sobre temas muy especializados que pueden no estar disponibles localmente.

Por último, la formación continua desempeña un papel fundamental en la **adaptación a las nuevas normativas** y reglamentos sanitarios. Los requisitos legales y las políticas de salud pública evolucionan con regularidad, y es esencial que los cuidadores conozcan la nueva legislación, los derechos de los pacientes, las directrices de seguridad y la normativa relativa a la confidencialidad de los datos médicos. Asistiendo periódicamente a cursos de formación, los auxiliares asistenciales pueden asegurarse de que cumplen estas normas y de que trabajan dentro de un marco legal seguro, tanto para ellos como para los pacientes.

En resumen, la formación **continua** es esencial en la profesión enfermera. Garantiza que los cuidadores estén al día de las últimas innovaciones, dominen las nuevas herramientas y tecnologías, mejoren sus habilidades interpersonales y con las personas, y progresen en sus carreras. Al invertir en formación continua, los cuidadores no sólo mejoran la calidad de los cuidados que prestan, sino que también aumentan su propia satisfacción laboral, al tiempo que garantizan un entorno asistencial más seguro y humano para los pacientes.

○ Participar en cursos de formación sobre nuevas tecnologías

Participar en cursos de formación sobre nuevas tecnologías se ha convertido en una obligación para los profesionales sanitarios y, en particular, para los auxiliares de enfermería. Estos cursos no sólo proporcionan las habilidades necesarias para manejar las modernas herramientas tecnológicas, sino que también son una oportunidad para adaptarse a los profundos cambios que afectan al ámbito médico. La integración de la tecnología en los cuidados ha alterado considerablemente la forma de atender a los pacientes, desde la monitorización médica hasta las intervenciones quirúrgicas. Para los asistentes sanitarios, la formación en nuevas tecnologías es esencial para seguir el ritmo de los avances, optimizar la calidad de los cuidados y garantizar una mejor colaboración con el equipo médico.

Una de las principales razones por las que es crucial participar en cursos de formación sobre nuevas tecnologías es la **constante evolución de los dispositivos médicos** utilizados en hospitales y centros asistenciales. Equipos como **los dispositivos de monitorización vital**, las **bombas de infusión inteligentes** y los **monitores de constantes vitales son** cada vez más sofisticados. Aunque estos dispositivos son esenciales para el seguimiento de los pacientes, requieren conocimientos técnicos para que se utilicen de la mejor manera posible. Los cursos de formación permiten a los asistentes entender cómo configurar y utilizar estos equipos con precisión, teniendo cuidado de interpretar correctamente la información proporcionada para detectar cualquier signo de deterioro en el estado del paciente.

En particular, los dispositivos de monitorización conectados, que permiten seguir en tiempo real los parámetros vitales de los pacientes, representan un gran avance en la gestión de los cuidados. Al enviar alertas automáticas en caso de anomalía, estos dispositivos aumentan la capacidad de reacción de los equipos asistenciales. Sin embargo, para sacar el máximo partido de estas herramientas, los asistentes deben ser capaces de **reaccionar rápidamente** a estas alertas, **comprobar** los sistemas en caso de mal funcionamiento y transmitir la información pertinente al equipo médico. La formación en estas nuevas tecnologías es, por tanto, crucial para garantizar que estos dispositivos se utilicen con seguridad y eficacia.

Otro campo en el que la tecnología está transformando la práctica médica es **la robótica quirúrgica**, con sistemas como el **robot Da Vinci**. Aunque es el cirujano quien controla directamente el robot durante la operación, los auxiliares de enfermería desempeñan un papel clave en la preparación del equipo, la colocación del paciente y la supervisión de la operación. La formación en tecnologías robóticas les permite comprender las particularidades de estas operaciones y ayudar al equipo quirúrgico con mayor precisión y eficacia. Al aprender a configurar los brazos robóticos, asegurarse de que están correctamente colocados y manejar los instrumentos durante la operación, el auxiliar de enfermería contribuye activamente al éxito de estos complejos procedimientos.

Además de las tecnologías utilizadas en el quirófano o la unidad de cuidados intensivos, **la telemedicina** representa otra gran transformación en el panorama médico. A medida que se acelera la adopción de las consultas a distancia, los asistentes sanitarios también necesitan formarse en el uso de las plataformas de telemedicina y las herramientas digitales que facilitan la comunicación entre pacientes y médicos. Participar en cursos de formación en telemedicina permite a los asistentes sanitarios dominar estas herramientas, ayudar a los pacientes a conectarse a estas plataformas, orientarles en la gestión de sus historiales médicos digitales y garantizar que las consultas a distancia se realicen en las condiciones adecuadas. Además, al estar formados en estas herramientas, los asistentes sanitarios pueden desempeñar un papel **fundamental** entre las consultas presenciales y en línea, facilitando la continuidad de la atención.

Además de los aspectos técnicos, estos cursos sobre nuevas tecnologías también permiten a los asistentes comprender mejor el **impacto de los datos** en el sector sanitario. Con el auge de las historias clínicas electrónicas, la monitorización remota y los dispositivos conectados, la gestión y la protección de los datos de los pacientes se han convertido en cuestiones cruciales. La formación en estas tecnologías suele incluir la concienciación sobre cuestiones de **confidencialidad** y **seguridad de los datos**, un aspecto fundamental que hay que dominar para garantizar el cumplimiento de las normas de protección de la información sanitaria. Al comprender las cuestiones relacionadas con la seguridad de los sistemas y la protección de datos, los asistentes sanitarios pueden desempeñar un papel activo en la prevención de ciberataques o fugas de información sensible.

La formación en nuevas tecnologías también ofrece la oportunidad de **desarrollar competencias interdisciplinares**, lo que puede ser beneficioso para el desarrollo profesional de los asistentes sanitarios. Por ejemplo, una formación en profundidad en sistemas de diagnóstico médico por imagen, como **tomógrafos**, **resonancias magnéticas** y **ecógrafos**, aporta conocimientos adicionales para ayudar en estos exámenes, al tiempo que ofrece la oportunidad de especializarse en determinados servicios. Del mismo modo, el dominio de dispositivos complejos de monitorización o de herramientas de robótica quirúrgica puede abrir perspectivas profesionales en puestos de mayor responsabilidad, como el de asistente técnico en quirófano o en la unidad de cuidados intensivos.

Al participar en estos cursos de formación, los auxiliares asistenciales también adquieren **confianza** en el uso de las nuevas tecnologías. Esto reduce la aprensión asociada a la adopción de nuevas herramientas y facilita la integración de estas innovaciones en la práctica diaria. De hecho, el desconocimiento de la tecnología puede ser a veces una fuente de estrés, sobre todo en contextos en los que la rapidez de ejecución y la precisión son cruciales, como urgencias o el quirófano. Los cursos de formación proporcionan un entorno de aprendizaje seguro, en el que los asistentes sanitarios pueden practicar el manejo de los dispositivos sin presiones, hacer preguntas y familiarizarse gradualmente con los nuevos sistemas antes de utilizarlos sobre el terreno.

Por último, la importancia de esta formación va más allá de las mejoras técnicas: también contribuye a mejorar **la calidad de los cuidados** prestados a los pacientes. Al formarse en las últimas innovaciones, los auxiliares asistenciales están mejor preparados para comprender los beneficios de estas tecnologías para el paciente, ya sea en términos de seguridad, comodidad o eficiencia de la asistencia. Por ejemplo, el uso de **bombas de infusión inteligentes** permite administrar los medicamentos con mayor precisión, lo que reduce el riesgo de errores de medicación. Del mismo modo, los dispositivos avanzados de monitorización permiten detectar más rápidamente las complicaciones, lo que mejora las posibilidades de intervenir rápidamente en caso de que surja un problema. Al recibir formación sobre estas herramientas, los auxiliares de cuidados contribuyen directamente a mejorar la atención al paciente, garantizando que las tecnologías se utilicen de forma óptima.

Capítulo 7

Cuestiones éticas en la atención urológica

1. **Respetar la dignidad de los pacientes en todas las circunstancias**
   ◦ Gestión de situaciones delicadas durante los cuidados íntimos

La **gestión de situaciones delicadas durante los cuidados íntimos** es una parte fundamental de la profesión enfermera. Estos cuidados, que incluyen gestos tan variados como el aseo íntimo, la colocación de sondas o el control de dispositivos médicos como los catéteres, afectan directamente al pudor, la intimidad y, a veces, la dignidad de los pacientes. Debido a su naturaleza profundamente personal, estos procedimientos pueden ser fuente de vergüenza o incomodidad tanto para los pacientes como para los cuidadores. Por lo tanto, es esencial abordar estos cuidados con **una gran sensibilidad, una profesionalidad irreprochable** y un **respeto** constante por los valores y las emociones de los pacientes.

La primera clave para gestionar estas situaciones es la **comunicación**, que debe ser clara, empática y adaptada a cada paciente. Antes de realizar cualquier cuidado íntimo, es crucial explicar al paciente qué se va a hacer, por qué es necesario y cómo se va a llevar a cabo. Una buena comunicación ayuda a **calmar** parte de la ansiedad o incomodidad que siente el paciente. Es importante utilizar un lenguaje sencillo y tranquilizador, y asegurarse siempre de que el paciente lo ha entendido y ha dado su consentimiento. Por ejemplo, antes de realizar un procedimiento de limpieza íntima o insertar una sonda urinaria, el asistente sanitario puede explicar la finalidad del procedimiento, haciendo hincapié en que forma parte de los cuidados necesarios para garantizar la salud y la comodidad del paciente. Al anticiparse a las preguntas o preocupaciones del paciente, el asistente sanitario crea un clima de confianza.

El respeto al pudor es prioritario en todos los cuidados íntimos. Aunque el cuerpo del paciente suele estar muy expuesto durante estos cuidados, es esencial preservar siempre su intimidad en la medida de lo posible. Esto puede hacerse de formas sencillas pero esenciales, como cubriendo al paciente con una toalla o sábana, exponiendo sólo la parte del cuerpo que requiere tratamiento. Por ejemplo, durante una limpieza íntima, se puede cubrir una parte del cuerpo mientras se lava la otra, haciendo que el paciente se sienta menos vulnerable. Esta atención a la intimidad física es especialmente importante para los pacientes que ya se sienten debilitados por la enfermedad o la hospitalización.

También es esencial **respetar el ritmo** y las preferencias **del** paciente. Algunos pacientes pueden sentirse especialmente incómodos con determinados tipos de cuidados íntimos, por razones culturales, religiosas o personales. Los cuidadores deben ser conscientes de estas reservas y respetar siempre los deseos del paciente en la medida de lo posible. Por ejemplo, un paciente puede preferir ser atendido por una persona de su mismo sexo, o expresar el deseo de realizar parte de su propia limpieza íntima. En estos casos, es importante apoyar al paciente sin obligarle a aceptar unos cuidados con los que no se siente cómodo, explicándole al mismo tiempo las posibles alternativas. Este enfoque flexible ayuda a reducir el **malestar emocional** del paciente.

Los cuidados íntimos también requieren **una empatía sincera**. Para muchos pacientes, la pérdida de autonomía y la necesidad de recibir cuidados íntimos pueden experimentarse como un ataque a su dignidad. Pueden sentirse abochornados, vulnerables o incluso avergonzados. Los cuidadores deben ser capaces de reconocer estas emociones y **apoyarlas con delicadeza**, sin trivializar nunca la situación. Puede ser útil recordar al paciente que estos gestos son parte integrante de su recuperación o consuelo, y que no se avergüenza de recibir estos cuidados. Una actitud tranquila, atenta y respetuosa es esencial para ayudar al paciente a sentirse apoyado.

La escucha activa también desempeña un papel fundamental en la gestión de los cuidados íntimos. A veces, los pacientes pueden expresar temores o reservas sobre su cuerpo o la forma en que perciben los cuidados. Es importante dedicar tiempo a escuchar sus preocupaciones y responder a ellas con atención. Por ejemplo, si un paciente expresa dolor o incomodidad durante los cuidados, el auxiliar de cuidados debe reaccionar ajustando inmediatamente su enfoque o buscando el consejo de una enfermera o un médico. Esta atención a lo que el paciente tiene que decir refuerza su sensación de control y respeto en una situación en la que puede sentirse impotente.

La **actitud profesional** es esencial durante los cuidados íntimos. Aunque la situación pueda ser delicada, es importante que el auxiliar de enfermería mantenga un enfoque neutral y benevolente, centrado en los cuidados que se van a prestar. Esto significa no mostrar nunca incomodidad o vergüenza, incluso si el paciente está expresando vergüenza o incomodidad. Al mantenerse respetuoso y centrado en las necesidades del paciente, el cuidador ayuda a normalizar la situación, lo que puede contribuir a disipar cualquier sentimiento negativo asociado a los cuidados íntimos.

En algunos casos, puede ser necesario gestionar **reacciones emocionales** más intensas de los pacientes, sobre todo cuando los cuidados íntimos reviven traumas pasados o experiencias dolorosas. Si un paciente parece especialmente alterado o ansioso durante estos cuidados, el cuidador debe ser capaz de adaptarse tomándose más tiempo para tranquilizarlo y respetando los límites fijados por el paciente. En tales casos, también puede ser una buena idea recurrir a un psicólogo o a un miembro del equipo médico especializado en asesoramiento para ofrecer apoyo adicional.

El **respeto de las prácticas culturales y religiosas** también es fundamental a la hora de prestar cuidados íntimos. En algunas culturas existen normas estrictas que rigen el pudor o el manejo del cuerpo, y es esencial que el asistente conozca estas especificidades y las respete. Por ejemplo, en determinadas tradiciones religiosas, puede ser preferible que un paciente sea atendido por un profesional sanitario de su mismo sexo, o que determinados cuidados se lleven a cabo en condiciones específicas de confidencialidad. Por tanto, los asistentes sanitarios deben informarse sobre las prácticas culturales y velar por que se respeten en la medida de lo posible, en diálogo con el paciente y su familia.

Por último, la gestión de los cuidados íntimos incluye prestar especial atención a **preservar la dignidad del paciente**. No se trata simplemente de proporcionar cuidados físicos, sino de garantizar que cada gesto se lleve a cabo con el máximo respeto por la persona. Esto puede implicar gestos sencillos, como pedir permiso antes de tocar una parte del cuerpo, o palabras tranquilizadoras que muestren al paciente que comprendemos lo delicado de la situación. El objetivo es que los pacientes se sientan tratados con humanidad, sea cual sea la atención que reciban.

○ Garantizar la confidencialidad de los datos médicos

Garantizar **la confidencialidad de los datos médicos** es una responsabilidad fundamental de todos los profesionales sanitarios, y los auxiliares sanitarios desempeñan un papel esencial en este sentido. Estos datos, ya se refieran al estado de salud de un paciente, a su historial médico o a la atención que recibe, son una de las informaciones más sensibles que existen. Afecta directamente a la privacidad de los pacientes y está protegida por leyes estrictas, como **el Reglamento General de Protección de Datos (RGPD)** en Europa. Garantizar la confidencialidad de los datos médicos no es solo una obligación legal, sino también una cuestión de ética y respeto de los derechos de los pacientes. Los cuidadores deben aplicar una serie de prácticas rigurosas para proteger esta información en todas las fases de su tratamiento, desde la recogida hasta el archivo.

El **primer paso** para garantizar la confidencialidad de los datos médicos es comprender la importancia de **proteger la información personal**. Los auxiliares asistenciales, que a menudo están en primera línea en el trato con los pacientes, tienen acceso a gran cantidad de información sensible: tratamientos en curso, resultados de pruebas e historial médico. Es crucial tener siempre presente que estos datos pertenecen al paciente y sólo deben compartirse dentro de un marco estrictamente necesario y legítimo, es decir, sólo con los miembros del equipo sanitario directamente implicados en la atención del paciente. Esto incluye a médicos, enfermeras y otros profesionales sanitarios que tengan un papel en el diagnóstico y la atención.

El **intercambio de información** dentro del equipo médico debe ser discreto y seguro. Esto significa que cualquier conversación relacionada con el estado de salud de un paciente debe tener lugar en un **espacio privado**, lejos de oídos indiscretos. Por ejemplo, hablar sobre el cuidado de un paciente en un pasillo o en una sala común donde otras personas puedan oírlo es inaceptable. Los asistentes sanitarios deben velar por que el intercambio de información se realice en lugares adecuados, como salas de reuniones o consultas médicas, para evitar cualquier fuga incontrolada de información.

La **gestión de los historiales médicos** es otro paso clave para garantizar la confidencialidad de los datos. Cada vez más, los centros sanitarios se orientan hacia la **digitalización de las historias clínicas,** lo que hace que la protección de datos sea aún más crucial, ya que la información se almacena ahora en formato electrónico. Los auxiliares asistenciales, aunque no siempre son responsables del acceso directo a estos historiales, deben saber cómo consultar o manipular esta información de forma segura. Esto incluye el uso de contraseñas seguras para acceder a los sistemas informáticos, cerrar sesión en los ordenadores después de su uso y utilizar programas de gestión de historiales médicos que cumplan las normas de seguridad más estrictas.

En los casos en que aún se utilicen **datos médicos en papel**, es esencial garantizar que estos documentos se **archiven adecuadamente**. Los archivos en papel deben guardarse en armarios cerrados con llave, accesibles sólo al personal autorizado. También es importante no dejar nunca documentos médicos tirados en zonas accesibles, como una sala de espera o un despacho compartido. Al manejar estos documentos con cuidado, los auxiliares asistenciales contribuyen a mantener la confidencialidad del paciente.

Uno de los retos actuales de la protección de datos médicos radica en el uso de **las nuevas tecnologías**. Con la aparición de la telemedicina, los dispositivos conectados y las aplicaciones sanitarias, los datos médicos circulan cada vez más en entornos digitales. Los asistentes sanitarios deben familiarizarse con estas herramientas y asegurarse de que se utilizan de forma segura. Por ejemplo, cuando un paciente utiliza una aplicación para hacer un seguimiento de su tratamiento o de sus parámetros de salud, es esencial que los asistentes se aseguren de que estas aplicaciones cumplen las normas de protección de datos. Además, cuando se realizan consultas a distancia, hay que controlar el entorno para garantizar que la información intercambiada no pueda ser interceptada por terceros no autorizados.

También es fundamental respetar los principios de **confidencialidad**. Como profesional sanitario, puede resultar tentador compartir detalles de casos clínicos concretos con otros colegas o amigos ajenos al entorno médico. Sin embargo, aunque se haga sin mala intención, constituye una violación de la confidencialidad. Es esencial recordar siempre que la confidencialidad del paciente es sagrada y que ninguna información, por trivial que parezca, debe compartirse fuera del contexto estrictamente profesional y médico.

El consentimiento del paciente es otro elemento fundamental para garantizar la confidencialidad de sus datos. Antes de compartir información médica con un tercero, como un familiar u otro profesional sanitario no implicado directamente en la asistencia, es imprescindible asegurarse de que el paciente ha dado su consentimiento informado. Este consentimiento debe obtenerse de forma clara y documentada, y debe respetarse en todas las circunstancias. Por ejemplo, un paciente puede decidir no compartir cierta información con su familia, aunque esté hospitalizado. Los cuidadores deben respetar esta decisión y asegurarse de que los deseos del paciente se cumplen al pie de la letra.

La **formación continua** desempeña un papel fundamental en la protección de los datos médicos. Las leyes y las tecnologías evolucionan rápidamente, y es crucial que los asistentes sanitarios reciban formación periódica sobre las nuevas prácticas y normativas de seguridad. En los centros sanitarios deben organizarse sesiones de formación sobre gestión de datos, ciberseguridad y confidencialidad de la información, para que todos los miembros del personal, incluidos los asistentes sanitarios, estén al día de las mejores prácticas. Esta formación también sirve para concienciar sobre la importancia de estas cuestiones, que a veces quedan relegadas a un segundo plano por el estrés de la vida cotidiana.

Por último, es importante **informar de cualquier incidente** o violación de la confidencialidad. Si un asistente sanitario tiene conocimiento de que se ha cometido un error -como la divulgación involuntaria de información médica a una persona no autorizada o la pérdida de documentos sensibles-, debe informar inmediatamente a su superior o al equipo de gestión de datos de la institución. El error debe corregirse lo antes posible para minimizar los posibles daños y evitar que se repita.

○ Adaptar el comportamiento a las creencias y valores del paciente

Adaptar el propio comportamiento a las creencias y valores del paciente es un requisito fundamental en la relación sanitaria. Cada paciente llega con su propio bagaje personal, conformado por su cultura, sus creencias religiosas, sus valores morales y sus experiencias. Estos factores influyen no sólo en su percepción de la enfermedad y los cuidados, sino también en sus expectativas respecto al personal asistencial. Para un auxiliar asistencial, saber tener en cuenta estos aspectos es esencial si quiere ofrecer una atención respetuosa, individualizada y realmente centrada en el paciente. Este enfoque no sólo mejora la calidad de la asistencia, sino que también ayuda a establecer una relación de confianza, al demostrar a los pacientes que se les tiene en cuenta en su totalidad, con sus características y elecciones específicas.

Uno de los primeros pasos para adaptar el comportamiento es **comprender las creencias y valores del paciente**. Cada individuo tiene su propia percepción de la salud, la enfermedad, el dolor y la muerte, en función de sus antecedentes culturales y religiosos. Por ejemplo, algunas culturas valoran la autonomía del paciente y abogan por las decisiones individuales, mientras que en otras la familia desempeña un papel central en la toma de decisiones. Ciertas religiones pueden influir en la forma en que un paciente afronta el dolor o el tratamiento médico. Por ejemplo, en algunas tradiciones, el sufrimiento puede verse como una prueba espiritual que hay que soportar, lo que puede llevar al paciente a rechazar ciertos tratamientos analgésicos. Es esencial que el cuidador **sea consciente de** estas especificidades, escuche atentamente las expectativas y creencias expresadas por el paciente y las respete en la medida de lo posible.

El respeto de las prácticas religiosas es una parte esencial de esta adaptación. Algunas religiones imponen normas específicas relativas a la alimentación, los cuidados corporales o el sexo del cuidador. Por ejemplo, un paciente musulmán puede tener preferencias en cuanto a la forma en que se le prestan los cuidados, sobre todo en lo que se refiere al pudor y la higiene íntima. En este caso, el cuidador debe respetar la petición del paciente de recibir cuidados de una persona de su mismo sexo si es posible. Del mismo modo, algunos pacientes judíos pueden tener restricciones dietéticas, especialmente en determinadas festividades religiosas como el Sabbath o el Yom Kippur. En estos casos, es obligación del asistente asistencial asegurarse de que estas peticiones se tengan en cuenta en las comidas servidas en el hospital, en colaboración con el equipo de nutrición.

Otra dimensión importante es **el respeto de los ritos y las prácticas espirituales**. Algunos pacientes pueden necesitar rezar a determinadas horas del día, recibir la visita de un ministro religioso o practicar ciertos ritos durante su estancia en el hospital. Es esencial respetar estas prácticas, que a menudo desempeñan un papel crucial en el bienestar emocional y espiritual del paciente. Los cuidadores pueden facilitar estos momentos asegurándose de que el paciente disponga de un espacio tranquilo en el que rezar, o informando al servicio religioso del hospital para que un sacerdote, imán, rabino u otro representante espiritual pueda intervenir si el paciente así lo desea. **Escuchar las necesidades espirituales** de este modo muestra a los pacientes que su dimensión religiosa no sólo se acepta, sino que se valora en su atención.

Además de las creencias religiosas, también deben respetarse **los valores personales del** paciente. Estos valores pueden influir en decisiones cruciales, como aceptar o no determinados tratamientos. Por ejemplo, algunos pacientes pueden negarse a recibir transfusiones de sangre por motivos religiosos, como los Testigos de Jehová. Otros pueden elegir tratamientos alternativos o naturales como complemento de la medicina tradicional, en función de su visión del cuerpo y la curación. Los cuidadores, aunque a menudo se enfrentan a opciones que difieren de las recomendaciones médicas, deben adoptar una **actitud no crítica**, respetando la autonomía del paciente y su derecho a decidir. Al facilitar la comunicación entre el paciente, su familia y el equipo médico, el asistente sanitario puede ayudar a encontrar un compromiso que respete los valores del paciente, garantizando al mismo tiempo su seguridad.

La escucha activa es otra herramienta valiosa para adaptar el comportamiento. Cada paciente es único y, aunque pueden aplicarse generalidades a determinadas culturas o creencias, es importante no hacer suposiciones. El cuidador debe dedicar tiempo a hablar con el paciente para comprender sus expectativas concretas. A veces los pacientes pueden ser reacios a expresar sus necesidades por miedo a molestar o a no ser comprendidos. Al crear un clima de confianza y diálogo, el cuidador permite que el paciente se sienta cómodo hablando de sus creencias o valores, y garantiza así que estos aspectos se tengan en cuenta en sus cuidados.

El lenguaje y la comunicación también desempeñan un papel fundamental en la adaptación del comportamiento. Para algunos pacientes, las barreras lingüísticas pueden dificultar la comprensión de la atención o los procedimientos médicos. En estos casos, es esencial que el cuidador se asegure de que dispone de herramientas de traducción, ya sea un intérprete o documentos traducidos. Además, algunas culturas conceden gran importancia a la forma de dirigirse a los pacientes. En algunas culturas asiáticas, por ejemplo, el respeto a los mayores es primordial, y un tono de voz respetuoso y gestos corteses son esenciales para establecer una buena relación asistencial. Adaptar su lenguaje a la sensibilidad cultural del paciente le ayuda a entenderle mejor y a reducir los malentendidos.

Los cuidados paliativos o al final de la vida son un contexto especialmente delicado en el que las creencias y valores de los pacientes adquieren una importancia crucial. En esos momentos, **la espiritualidad** y las creencias religiosas suelen desempeñar un papel central para los pacientes y sus familias. Algunos pacientes pueden desear seguir determinados ritos o prácticas espirituales antes de morir. Los cuidadores deben estar preparados para apoyar estas peticiones, ya impliquen la presencia de un capellán, una oración especial o determinados rituales funerarios. Respetar estos deseos es esencial para que los pacientes vivan esta etapa con dignidad y serenidad, de acuerdo con sus valores.

Además de la atención religiosa o espiritual, también es esencial **adaptar la atención cotidiana**. Por ejemplo, algunos pacientes pueden tener creencias sobre la integridad del cuerpo y ser reacios a someterse a determinados procedimientos, como la inserción de una sonda urinaria o el uso de psicofármacos. En estos casos, es importante dedicar tiempo a explicar a los pacientes por qué son necesarios estos procedimientos, respetando al mismo tiempo su derecho a rechazar determinados cuidados. La función del auxiliar asistencial es informar sin imponer y permitir que el paciente tome decisiones con conocimiento de causa, respetando sus creencias y valores personales.

Por último, adaptar el comportamiento también implica **reflexionar sobre uno mismo**. Los cuidadores deben ser conscientes de sus propias creencias, valores y prejuicios, y procurar no proyectarlos en los pacientes. A veces puede resultar difícil comprender o aceptar determinadas opciones vitales o sanitarias que difieren de las propias. Sin embargo, el deber del cuidador es adoptar una actitud profesional, respetuosa y abierta. Esta capacidad de desprenderse de las propias convicciones para comprender mejor las de los demás es un signo de madurez profesional y empatía.

2. **Dilemas éticos específicos de la urología**
   ◦ Consentimiento informado para procedimientos invasivos

El consentimiento informado es un principio fundamental en medicina, y es especialmente importante cuando se trata de **procedimientos invasivos**. Estos procedimientos, que pueden incluir cirugía, punciones, biopsias o la inserción de dispositivos médicos como catéteres o sondas, entrañan cierto grado de riesgo y a menudo afectan a la integridad física del paciente. Antes de llevar a cabo cualquier procedimiento invasivo, es esencial que los pacientes estén plenamente informados de lo que implica y que den su consentimiento informado. Este proceso no es una mera formalidad legal: se basa en un **diálogo de confianza**, una **información clara** y el pleno respeto del derecho del paciente a participar activamente en su propio cuidado.

El **consentimiento informado** se basa ante todo en la idea de que los pacientes tienen derecho a controlar su propio cuerpo y tomar decisiones sobre su salud. No se trata simplemente de informar al paciente de que se va a realizar un procedimiento, sino de explicarle detalladamente en qué consiste, para que pueda tomar una decisión meditada e informada. Esto incluye no sólo los **posibles beneficios de** la intervención, sino también los **riesgos**, las posibles **alternativas** y las **consecuencias** de no llevarla a cabo. Por ejemplo, antes de someterse a una intervención urológica, como una prostatectomía, es imprescindible que el paciente comprenda no sólo la finalidad de la operación, sino también las posibles complicaciones, como problemas de continencia o de función eréctil.

El papel del cuidador en este proceso suele ser indirecto, pero no por ello deja de ser crucial. Aunque el consentimiento suele obtenerlo el médico, el cuidador desempeña un papel importante **acompañando** al paciente y **respondiendo a** las **preguntas que** pueda tener antes o después de la explicación del médico. A veces, el paciente puede mostrarse reacio a hacer preguntas a su médico, pero se siente más tranquilo con el cuidador. El cuidador puede entonces actuar como relevo, aclarando ciertos puntos o animando al paciente a expresar cualquier preocupación. Se trata de un momento muy vulnerable para el paciente, y el cuidador, al escuchar y prestar apoyo, ayuda a crear un entorno en el que el paciente se siente seguro para pedir más información si no entiende ciertos aspectos del procedimiento.

La **información facilitada** para obtener el consentimiento informado debe ser **clara, accesible** y, sobre todo, adaptada al nivel de comprensión del paciente. Ciertos términos médicos o conceptos técnicos pueden ser difíciles de entender para los pacientes, y es responsabilidad del cuidador asegurarse de que cada dato se explica de forma comprensible. Esto puede implicar simplificar las explicaciones o utilizar analogías para ayudar al paciente a visualizar lo que va a ocurrir. Por ejemplo, en lugar de utilizar el término "ablación" para referirse a una intervención quirúrgica, el cuidador puede explicar simplemente que se trata de extirpar parte de un órgano o un tumor. El cuidador puede desempeñar un papel clave en este sentido, estando atento a cualquier signo de confusión o malentendido por parte del paciente.

El consentimiento informado también debe ser **voluntario**. El objetivo no es presionar al paciente para que acepte un tratamiento o procedimiento, sino darle toda la información que necesita para tomar una decisión libre e informada. Es esencial respetar la elección del paciente, aunque vaya en contra de las recomendaciones médicas. Los pacientes pueden, por ejemplo, rechazar una intervención quirúrgica, aunque el médico la considere necesaria. En estas situaciones, es crucial que el cuidador no emita juicios de valor y siga apoyando al paciente durante todo el proceso asistencial. El rechazo del consentimiento es un derecho fundamental, y los pacientes deben ser informados de las posibles consecuencias de su elección sin presiones ni coacciones.

Un aspecto esencial del consentimiento informado es que **no es inamovible**. Los pacientes tienen derecho a cambiar de opinión en cualquier momento. Puede que inicialmente acepten un procedimiento, pero más tarde deseen rechazarlo. En este caso, es importante que el equipo sanitario, incluido el auxiliar de enfermería, permanezca atento y respete esta decisión. Por ejemplo, un paciente que ha dado su consentimiento para la inserción de una sonda urinaria puede, en el último momento, manifestar su reticencia. Es responsabilidad de los cuidadores escuchar estas dudas, responder a sus preguntas y, si es necesario, retrasar o cancelar el procedimiento hasta que el paciente haya dado de nuevo su consentimiento informado.

También es importante señalar que determinadas situaciones pueden dificultar la obtención del consentimiento informado, sobre todo cuando el paciente es **vulnerable** o incapaz de comprender la información facilitada. Puede tratarse de pacientes ancianos que sufren demencia, personas con deterioro cognitivo o pacientes inconscientes. En estos casos, el consentimiento debe obtenerse de un **tutor legal** o de los familiares, según la normativa vigente. A continuación, el cuidador debe asegurarse de que la persona designada reciba la misma información detallada y pueda tomar una decisión teniendo en cuenta los intereses del paciente.

El respeto del tiempo también es fundamental para obtener el consentimiento informado. Los pacientes deben tener tiempo suficiente para pensar su decisión, sin sentirse presionados a responder inmediatamente. Es importante que los cuidadores, y en particular los auxiliares de enfermería, permitan al paciente hacer preguntas en distintos momentos, consultar a sus familiares o tomarse un tiempo para reflexionar antes de firmar un documento de consentimiento. El apoyo del auxiliar de enfermería puede ser inestimable en este sentido, para garantizar que el paciente ha tenido la oportunidad de asimilar plenamente la información.

Por último, el consentimiento informado es algo más que un **documento firmado**. Aunque la firma de un formulario suele ser un paso necesario, el consentimiento informado es sobre todo un **proceso continuo de** comunicación y aclaración. El documento firmado es una formalidad legal, pero debe ir precedido de un debate en profundidad y seguido de comprobaciones periódicas para garantizar que el paciente ha comprendido plenamente y sigue dando su consentimiento a la atención prestada.

○ Cuidados paliativos y al final de la vida

Las **cuestiones relacionadas con el final de la vida y los cuidados paliativos** figuran entre las más complejas y delicadas del ámbito médico. Estas cuestiones afectan directamente a la dignidad humana, las opciones individuales y el apoyo a los enfermos terminales y sus familias. Los cuidados paliativos, cuyo objetivo es ofrecer alivio del dolor y confort, se centran en mejorar la calidad de vida más que en curar. Plantean retos médicos, éticos y psicológicos que deben abordarse con sensibilidad y empatía. Los cuidadores, que están en primera línea de estos cuidados, desempeñan un papel crucial al proporcionar apoyo físico y emocional a los pacientes y sus familias, al tiempo que gestionan los aspectos prácticos de esta atención especial.

Una de las **primeras cuestiones** en torno al final de la vida es la del **apoyo psicológico y emocional** a los pacientes. En la fase terminal, los pacientes suelen enfrentarse a sentimientos de miedo, ansiedad, tristeza o incertidumbre ante la inminencia de la muerte. El papel de los cuidadores, en particular de los auxiliares de enfermería, es proporcionar un **apoyo emocional** continuo, creando un entorno en el que los pacientes se sientan escuchados, respetados y comprendidos. Esto implica una escucha activa, pero también una gran capacidad de adaptación a las necesidades específicas de cada paciente. Algunos pacientes pueden querer hablar abiertamente de la muerte, expresar sus ansiedades o evocar remordimientos o esperanzas, mientras que otros prefieren evitar estos temas y concentrarse en los aspectos prácticos de la vida cotidiana.

En esos momentos, el cuidador debe ser capaz de **respetar el ritmo del** paciente y adaptarse a sus necesidades emocionales, sin imponerle un discurso o una visión. El cuidador también debe estar atento al sufrimiento no verbal, ya que algunos pacientes, sobre todo los debilitados o los que pierden la comunicación, pueden expresar su dolor o ansiedad mediante gestos, miradas o comportamientos. Estar presente, incluso en silencio, puede ofrecer un apoyo inestimable.

Otra cuestión clave es **el tratamiento del dolor** en los cuidados paliativos. Al final de la vida, el dolor físico puede llegar a ser intenso y requiere un tratamiento especializado. Los analgésicos, como la morfina u otros opiáceos, suelen ser necesarios para aliviar este dolor, pero esto a veces plantea cuestiones éticas sobre las dosis administradas, sobre todo cuando estos fármacos pueden alterar el estado de conciencia del paciente o acortar indirectamente su vida. En este caso, el papel del cuidador consiste en **vigilar los síntomas de** dolor, alertar precozmente de cualquier signo de deterioro y participar activamente en la prestación de cuidados de confort, como el reposicionamiento del paciente, la aplicación de técnicas de relajación o la hidratación. El objetivo es ofrecer la **mejor calidad de vida** posible, a pesar de la gravedad de la situación.

Al mismo tiempo, es esencial garantizar **una comunicación transparente y atenta** con la familia. El final de la vida es un momento especialmente duro para los familiares, que a menudo se enfrentan a sentimientos ambivalentes: la tristeza de la pérdida inminente, el sufrimiento de ver sufrir a un ser querido, pero también, a veces, el alivio de saber que ese sufrimiento llegará a su fin. Los cuidadores desempeñan un papel fundamental escuchando las preocupaciones de las familias, explicándoles los cuidados que se les prestan y ayudándoles a comprender mejor el proceso. Algunos familiares pueden tener expectativas poco realistas sobre cómo evolucionará la situación, o esperar mejoras improbables. El cuidador, sin dejar de mostrar empatía, debe ayudar a gestionar estas expectativas, respetando al mismo tiempo su necesidad de esperanza y apoyo.

Los cuidados paliativos también plantean **cuestiones éticas** complejas, sobre todo en lo que respecta a la autonomía del paciente y las decisiones al final de la vida. Muchos pacientes expresan **voluntades anticipadas**, es decir, deseos relativos a los cuidados que desean o no recibir cuando se acercan a la muerte. Estas directivas pueden incluir decisiones como negarse a someterse a tratamientos prolongados, no querer ser reanimado en caso de parada cardiaca o solicitar una sedación profunda y continua para asegurarse de no sufrir más. Respetar estos deseos es fundamental, pero a veces pueden entrar en conflicto con los valores de las personas cercanas al paciente o con consideraciones médicas. Aunque no es quien toma las decisiones en estos casos, el asistente sanitario debe **velar por que se respeten los deseos del paciente**, asegurándose de que estas decisiones sean respetadas por el equipo sanitario y la familia.

El **papel de la espiritualidad** es también una dimensión clave del apoyo al final de la vida. Para muchos pacientes, la cuestión de la muerte está profundamente ligada a sus creencias religiosas o espirituales. Algunos pueden desear recibir la visita de un capellán o representante religioso, participar en ritos espirituales u oraciones, mientras que otros pueden necesitar un espacio para meditar o reflexionar. Los cuidadores deben velar por que se respeten estas necesidades, facilitando el acceso a la orientación espiritual y creando un entorno propicio a la espiritualidad, ya sea

175

mediante gestos sencillos como encender una vela, ofrecer un libro de oraciones o permitir la visita de un ser querido para una bendición.

Los cuidados paliativos también plantean la cuestión de la **autonomía y la dignidad** del paciente. A medida que la enfermedad avanza, los pacientes pueden perder su autonomía, lo que puede ser fuente de frustración y sufrimiento emocional. Por ello, los cuidadores deben encontrar la manera de **preservar la dignidad** de los pacientes respetando su autonomía en la medida de lo posible, incluso en las pequeñas cosas cotidianas: dejarles elegir cuándo asearse, decidir cómo quieren que les sienten o animarles a hacer las cosas que todavía pueden hacer por sí mismos, aunque estén limitados. Mantener estos momentos de control es crucial para que el paciente conserve cierto grado de autoestima y un sentido de humanidad.

Por último, el apoyo de los cuidados paliativos no termina con la muerte del paciente. El periodo de **duelo** es una etapa esencial, tanto para las familias como para los cuidadores. Tras la muerte, el cuidador debe estar ahí para apoyar a la familia, escuchándola, respondiendo a sus preguntas y ayudándola a superar las primeras etapas del duelo. También puede ser necesario tomarse un momento para sí mismo, ya que acompañar a un paciente hasta la muerte es una experiencia emocionalmente intensa, que puede dejar una profunda huella en los cuidadores. Es importante que los auxiliares de cuidados tengan acceso a **apoyo psicológico** o a tiempo libre con sus colegas para compartir sus emociones y evitar el agotamiento.

○ Gestionar las peticiones de los pacientes que no están de acuerdo con las prácticas médicas

Tratar las peticiones de los pacientes que no están de acuerdo con las prácticas médicas es una tarea delicada que requiere que los cuidadores, sobre todo los auxiliares de enfermería, sepan escuchar y sean comprensivos, además de tener un agudo sentido de la diplomacia. Debido a sus creencias personales, religiosas o culturales, o a sus experiencias pasadas, los pacientes pueden a veces rechazar o impugnar determinados tratamientos propuestos por el equipo médico. Este desacuerdo puede referirse a procedimientos médicos específicos, tratamientos farmacológicos o incluso intervenciones consideradas necesarias por los médicos, como transfusiones de sangre o cirugía. Ante tales situaciones, es esencial respetar las decisiones del paciente y buscar al mismo tiempo un terreno común que salvaguarde su salud y su seguridad.

El **primer paso** para gestionar estos desacuerdos es adoptar una **actitud de escucha activa**. Cuando un paciente expresa su negativa a seguir un tratamiento o procedimiento, es fundamental no reaccionar juzgando o imponiendo. En primer lugar, el cuidador debe intentar comprender los motivos de la negativa dejando que el paciente se exprese. Los pacientes pueden tener temores o malentendidos sobre el procedimiento propuesto, o creencias culturales o religiosas que dictan sus decisiones. Al tomarse el tiempo de escuchar sin interrumpir, el asistente sanitario demuestra al paciente que se tiene en cuenta su opinión, lo que a menudo ayuda a **calmar una situación tensa**.

A continuación, se puede dar una **explicación clara y comprensiva** de por qué se recomienda el tratamiento. Uno de los principales problemas cuando los pacientes rechazan determinados cuidados es que no siempre comprenden la necesidad o las consecuencias de su decisión. Por ejemplo, un paciente puede rechazar una intervención quirúrgica menor por miedo a complicaciones, sin comprender que el procedimiento podría evitar problemas más graves a largo plazo. El cuidador, al igual que el médico, tiene una función educativa que desempeñar para explicar de forma sencilla y accesible por qué es importante el tratamiento propuesto. En este proceso, es esencial evitar los términos técnicos demasiado complejos y adaptar el discurso al nivel de comprensión del paciente, respetando su necesidad de aclaraciones.

También es crucial **respetar la autonomía del paciente**. Toda persona tiene derecho a controlar su propio cuerpo y a tomar decisiones sobre su propia salud, aunque éstas vayan en contra de las recomendaciones médicas. Este respeto de la autonomía está consagrado en los principios éticos de la medicina moderna, y también se aplica a las situaciones en las que el paciente toma decisiones que no se consideran óptimas desde el punto de vista médico. Por tanto, el cuidador debe respetar estas decisiones sin juzgarlas, asegurándose de que el paciente está plenamente informado de los riesgos que implica rechazar el tratamiento. Por ejemplo, un paciente de cáncer puede rechazar la quimioterapia debido a sus efectos secundarios, prefiriendo optar por tratamientos alternativos. En esta situación, el cuidador tiene el deber de apoyar las decisiones del paciente, asegurándose de que es plenamente consciente de las consecuencias de rechazar el tratamiento.

En algunas situaciones, el desacuerdo puede surgir de **creencias religiosas** específicas, como el rechazo de las transfusiones de sangre por parte de los Testigos de Jehová. Estas creencias, aunque puedan parecer incompatibles con la práctica médica, deben respetarse. El auxiliar asistencial, en colaboración con el equipo médico, puede entonces explorar **alternativas para** satisfacer las necesidades del paciente respetando sus convicciones. Por ejemplo, en el caso de un paciente que rechaza una transfusión, puede ser posible discutir con el médico las opciones de recuperar sangre autóloga u otras soluciones que eviten la necesidad de una transfusión. El papel del asistente sanitario en este caso es **facilitar el diálogo** entre el paciente y el equipo sanitario, asegurándose de que el paciente se sienta escuchado y respetado.

La participación de la familia suele ser un elemento clave en la gestión de los desacuerdos. Algunos pacientes, sobre todo los que se encuentran al final de su vida o padecen enfermedades crónicas, pueden verse influidos por las opiniones de sus allegados. A veces, la propia familia puede estar en desacuerdo con las recomendaciones médicas y tratar de influir en las decisiones del paciente. En estos casos, el cuidador debe ser **diplomático**, respetando la dinámica familiar y velando al mismo tiempo por que se respeten las decisiones del paciente. Es esencial **aclarar** con el paciente sus deseos y asegurarse de que no se siente presionado por sus allegados. Si surgen tensiones, el cuidador puede fomentar una discusión con el equipo médico para promover un diálogo abierto entre el paciente, la familia y los cuidadores.

Cuando persiste el desacuerdo, es importante saber **cuándo escalar la situación**. Si un paciente rechaza un tratamiento que podría poner en peligro su vida o comprometer gravemente su salud, es esencial que el auxiliar avise al médico o enfermero responsable para que puedan tomar las medidas necesarias. El paciente debe ser reevaluado e informado formalmente por el médico de los riesgos que entraña. En algunas situaciones, pueden emprenderse **acciones legales** si se considera que el paciente es incapaz de tomar decisiones con conocimiento de causa o está poniendo en riesgo su propia seguridad sin saberlo. Sin embargo, estas medidas son poco frecuentes y siempre deben respetar la autonomía y la dignidad del paciente.

Gestionar las peticiones de los pacientes que no están de acuerdo con las prácticas médicas también plantea **problemas éticos**. No es infrecuente que los cuidadores se sientan divididos entre su deber de prestar asistencia y su obligación de respetar las decisiones de los pacientes. Esta tensión puede ser difícil de vivir, ya que enfrenta al cuidador a dilemas morales. En estas situaciones, es útil que los cuidadores puedan **debatir** estos dilemas **con sus colegas en las** reuniones de equipo, o solicitar el asesoramiento del comité de ética del centro, si es posible. Es importante que los cuidadores reciban apoyo para gestionar estas situaciones complejas y que dispongan de los recursos necesarios para desenvolverse en estas zonas grises.

Por último, nunca debemos perder de vista la importancia de la **atención**. Los pacientes que rechazan determinados cuidados no lo hacen por rebeldía, sino muy a menudo por miedo, por falta de comprensión o por valores que aprecian. Manteniendo una actitud abierta, sin prejuicios y respetuosa, el asistente sanitario ayuda a **preservar la relación de confianza** con el paciente, incluso en situaciones de desacuerdo. Este vínculo de confianza es crucial para que los pacientes sigan recibiendo apoyo en sus cuidados, aunque elijan un camino distinto al recomendado por la medicina.

3. **Ética de las nuevas tecnologías en urología**
   ◦ El impacto de los robots y la inteligencia artificial en la relación cuidador-paciente

El **impacto de los robots y la inteligencia artificial (IA) en la relación cuidador-paciente** es un tema de gran importancia a medida que estas tecnologías se integran cada vez más en el ámbito médico. Aunque estos avances tecnológicos ofrecen posibilidades impresionantes para mejorar la precisión de la asistencia, reducir los errores humanos y optimizar la gestión de las tareas, también plantean cuestiones cruciales sobre el aspecto humano de la asistencia. La relación cuidador-paciente, tradicionalmente basada en la confianza, la empatía y la comunicación, puede verse profundamente alterada por la introducción de tecnologías automatizadas e inteligentes. Por tanto, los cuidadores deben encontrar un nuevo equilibrio entre el uso de estas herramientas y el mantenimiento del vínculo humano, esencial para la calidad de la asistencia.

Una de las **principales ventajas** de los robots y la inteligencia artificial es su capacidad para **mejorar la eficacia** y **precisión** de la asistencia. En ámbitos como la cirugía, el uso de robots como el Da Vinci permite a los cirujanos realizar operaciones con una precisión milimétrica, reduciendo el riesgo de complicaciones. Por su parte, las IA desempeñan un papel crucial en el diagnóstico, analizando imágenes médicas e incluso prediciendo la trayectoria de salud de los pacientes mediante el análisis de grandes cantidades de datos. Esto libera tiempo para los cuidadores, que pueden dedicar más tiempo a apoyar a los pacientes, escuchar sus necesidades y gestionar su bienestar general. Sin embargo, es importante velar por que estas tecnologías no vayan **en detrimento de la presencia humana,** esencial para una relación asistencial de calidad.

La introducción masiva de tecnologías robóticas y de IA suele plantear el **riesgo de deshumanizar** la asistencia. Los pacientes, sobre todo los que se encuentran en una situación delicada, necesitan sentir la presencia humana, saber que un cuidador les escucha y comprende y que es capaz de responder a sus necesidades emocionales y no solo médicas. El peligro de confiar excesivamente en los robots o la IA sería crear una distancia entre el paciente y el cuidador, con interacciones cada vez más mecánicas e impersonales. Por ejemplo, el uso de la IA para el diagnóstico o la consulta en línea, aunque práctico y rápido, puede hacer que los pacientes se sientan desconectados de un interlocutor humano real, lo que puede provocar **sentimientos de aislamiento** o una pérdida de confianza en el sistema sanitario.

La **relación de confianza** entre paciente y cuidador se basa en gran medida en la comunicación y la empatía, dos aspectos que la tecnología no puede sustituir. Los robots y la IA son muy buenos analizando datos, detectando anomalías y proporcionando tratamientos automatizados, pero aún no pueden recrear la **humanidad** que yace en el corazón de la relación cuidador-paciente. A menudo, los pacientes buscan comprender su estado de salud no solo a través de explicaciones técnicas, sino también mediante intercambios personales, consejos adaptados a su situación y el apoyo moral que solo un ser humano puede ofrecer. Por tanto, los cuidadores deben asegurarse de que el uso de tecnologías robóticas o inteligentes no invada estos momentos cruciales de interacción, en los que escuchar y tranquilizar son esenciales.

También es importante subrayar que la introducción de los robots y la IA en el ámbito médico a veces puede crear **aprensión** entre algunos pacientes. No todo el mundo se siente cómodo con la idea de recibir atención de una máquina o confiar parte de su tratamiento a un algoritmo. Puede percibirse como una pérdida de control o una deshumanización del proceso asistencial. En este contexto, el papel de los cuidadores es aún más importante: deben **tranquilizar a los pacientes**, explicarles las ventajas de las tecnologías utilizadas y permanecer a su lado para responder a sus preguntas e inquietudes. Es esencial que los pacientes comprendan que estas tecnologías están ahí para **ayudar a** los cuidadores, no para sustituirlos.

Sin embargo, es innegable que los robots y la inteligencia artificial aportan muchas **ventajas** que, si se utilizan correctamente, pueden enriquecer la relación entre el profesional sanitario y el paciente. Por ejemplo, en el campo de **la telemedicina**, la IA permite analizar rápidamente los síntomas a distancia, facilitando el acceso a la asistencia a pacientes que viven en zonas remotas o tienen dificultades para desplazarse. Esto puede permitir a los cuidadores centrarse más en aspectos más complejos de la asistencia, sin dejar de proporcionar una presencia humana cuando sea necesario. Además, los robots pueden utilizarse para realizar tareas repetitivas o pesadas, como transportar pacientes o gestionar determinados procedimientos, liberando a los cuidadores para actividades que requieren más contacto humano.

Uno de los ejemplos más llamativos de esta complementariedad es el uso de **robots de asistencia** en unidades de cuidados de larga duración o residencias de ancianos. Estos robots pueden ayudar a los cuidadores realizando tareas como levantar a los pacientes de la cama, dispensarles medicación o incluso interactuar con ellos para estimularlos cognitivamente. Sin embargo, estos robots no pueden sustituir el vínculo emocional y afectivo que puede proporcionar un cuidador. Deben considerarse **herramientas de apoyo**, que permiten a los cuidadores centrarse en interacciones más profundas con los pacientes, en lugar de consumirse en tareas técnicas o logísticas.

También es importante destacar que los robots y la inteligencia artificial pueden mejorar la **personalización de la asistencia**, un aspecto crucial de la relación entre el cuidador y el paciente. Al analizar los datos sanitarios a gran escala, las IA pueden proponer tratamientos adaptados a las necesidades específicas de cada paciente, teniendo en cuenta su historial médico, sus preferencias y su estilo de vida. Esto significa que los cuidadores pueden adaptar mejor la atención a cada paciente, ofreciendo un enfoque más individualizado. Sin embargo, esta personalización basada en algoritmos debe ir siempre acompañada del **juicio clínico** del cuidador, que sigue siendo esencial para interpretar las recomendaciones de la IA a la luz del contexto humano y emocional del paciente.

○ La ética de la secuenciación genética y los datos sensibles

La **ética de la secuenciación genética** y la gestión de los **datos sensibles** resultantes son cuestiones fundamentales en la medicina moderna. Los avances de las tecnologías de secuenciación del ADN han permitido cartografiar el genoma humano con una precisión sin precedentes, abriendo perspectivas extraordinarias para la prevención, el diagnóstico y el tratamiento de las enfermedades. Sin embargo, esta revolución genética va acompañada de un cúmulo de cuestiones éticas, sobre todo en relación con la confidencialidad, el respeto de la intimidad, el uso de los datos genéticos y los riesgos de discriminación. Estas cuestiones plantean complejos interrogantes sobre cómo debe gestionarse, compartirse y protegerse esta información sensible.

La secuenciación genética consiste en analizar los genes de un individuo para identificar mutaciones o variaciones genéticas que puedan predisponerle a determinadas enfermedades o influir en su respuesta al tratamiento. Esto permite anticipar el riesgo de enfermedades hereditarias como ciertos cánceres, diagnosticar trastornos genéticos raros o adaptar los tratamientos en función de las características genéticas del paciente, en lo que se conoce como **medicina personalizada**. Aunque estos avances suponen un gran paso adelante para la salud, también plantean cuestiones cruciales sobre el uso de esta información genética.

Una de las primeras cuestiones éticas que plantea la secuenciación genética es la de la **confidencialidad de los datos**. La secuenciación genética produce datos extremadamente sensibles, ya que revela información profunda sobre la identidad biológica de un individuo, así como la de sus allegados. A diferencia de los resultados de simples reconocimientos médicos, los datos genéticos pueden revelar predisposiciones a enfermedades que tal vez nunca se manifiesten, pero que también afectan a familiares que comparten la misma herencia genética. Por lo tanto, hay que tener **especial cuidado** al tratar esta información para garantizar que no se utilice con fines que puedan ser perjudiciales para el individuo.

El **riesgo de discriminación** es una de las principales preocupaciones en el uso de datos genéticos. Por ejemplo, si se identifica a una persona como portadora de un gen que aumenta su riesgo de desarrollar una enfermedad grave, como el Alzheimer o el cáncer, podría ser discriminada en el contexto del seguro médico o el empleo, si esta información se divulga o utiliza con fines no médicos. Aunque en muchos países existen leyes que protegen a las personas contra la discriminación genética (como la **Genetic Information Nondiscrimination Act** de Estados Unidos), sigue existiendo el riesgo de que estos datos se utilicen indebidamente o se divulguen sin el consentimiento del paciente.

El **consentimiento informado** es, por tanto, el núcleo de las cuestiones éticas en torno a la secuenciación genética. Es esencial que cada persona que acepte la secuenciación de su genoma entienda claramente lo que implica, no sólo en términos de resultados médicos inmediatos, sino también de consecuencias a largo plazo. El consentimiento debe incluir explicaciones sobre cómo se almacenarán los datos, quién tendrá acceso a ellos y con qué fines podrán utilizarse en el futuro, especialmente en el contexto de la investigación médica. Sin embargo, el consentimiento informado en este ámbito suele ser complejo, ya que es difícil que los pacientes comprendan todas las implicaciones potenciales de la información genética, que puede tener consecuencias para su vida personal, familiar y profesional.

Otra cuestión ética importante es el **intercambio de datos genéticos** con fines de investigación. La secuenciación genética genera una masa de datos que, combinados a gran escala, pueden ofrecer considerables oportunidades para el descubrimiento científico. Por ejemplo, analizando los datos genéticos de millones de personas, los investigadores pueden comprender mejor la base genética de enfermedades complejas y desarrollar tratamientos más eficaces. Sin embargo, esto plantea la cuestión del **respeto a la intimidad** de las personas cuyos datos se utilizan. Aunque la información sea anónima, sigue existiendo el riesgo de que los individuos puedan ser reidentificados a partir de su perfil genético, sobre todo si los datos se cruzan con otras bases de datos.

El **derecho a no saber** es otra cuestión ética en el contexto de la secuenciación genética. Algunas personas pueden no querer conocer su predisposición a padecer enfermedades graves o incurables. Por ejemplo, una persona puede no querer saber que es portadora de un gen responsable de la enfermedad de Huntington, un trastorno neurodegenerativo incurable. Respetar esta elección es fundamental, pero puede entrar en conflicto con el deber médico de informar a los pacientes de los riesgos potenciales para su salud o la de su familia. Por tanto, los profesionales sanitarios deben navegar con cuidado por esta zona gris, asegurándose de que los pacientes estén plenamente informados de su derecho a decidir no ser informados de determinados resultados.

También está la cuestión de la **transmisión de la información genética** dentro de la familia. La secuenciación genética puede revelar riesgos para los miembros de la familia del paciente, que pueden desconocer estas predisposiciones. Esto plantea una cuestión ética: ¿hasta dónde llega el deber de revelar esta información a los familiares? Por un lado, puede estar éticamente justificado informar a un familiar de un riesgo genético, para que pueda tomar medidas preventivas. Por otro, podría percibirse como una invasión de la intimidad, sobre todo si esa persona no desea ser informada. Es esencial encontrar un **equilibrio** entre el respeto de la confidencialidad del paciente y los intereses sanitarios de los familiares.

Por último, la ética de la secuenciación genética plantea profundos interrogantes sobre la **igualdad de acceso** a estas tecnologías. La secuenciación genética y la medicina personalizada ofrecen perspectivas revolucionarias para la atención sanitaria, pero estos avances son costosos y no siempre están al alcance de todos. Esto puede crear desigualdades entre quienes pueden permitirse el acceso a estas tecnologías y quienes no. Por tanto, es esencial que los gobiernos y las instituciones sanitarias trabajen para garantizar que estos avances benefician a toda la población, no sólo a quienes pueden permitírselos.

Capítulo 8

Patologías raras y complejas en urología

1. **Enfermedades urológicas raras: un reto para los cuidadores**

   ◦ Atención a pacientes con enfermedades raras

Atender a **pacientes con enfermedades raras** es un reto complejo para los profesionales sanitarios, tanto en términos médicos como humanos. En la Unión Europea, una enfermedad rara se define como una afección que afecta a menos de una persona de cada 2.000. Estas enfermedades suelen ser poco conocidas, difíciles de diagnosticar y tratar, y requieren cuidados específicos adaptados a las necesidades particulares de cada paciente. Estas enfermedades son a menudo poco conocidas, difíciles de diagnosticar y tratar, y requieren cuidados específicos adaptados a las necesidades particulares de cada paciente. El cuidado de estos pacientes requiere una atención especial, una escucha activa y un enfoque multidisciplinar para hacer frente a los diversos retos médicos, psicológicos y sociales a los que se enfrentan.

Uno de los primeros retos a la hora de atender a pacientes con enfermedades raras es el **diagnóstico**. Muchas enfermedades raras son difíciles de identificar debido a sus síntomas a menudo atípicos o a su lenta progresión. Por ello, el proceso de diagnóstico puede ser largo, frustrante y a veces agotador para los pacientes y sus familias. Pueden ir de un médico a otro, someterse a múltiples pruebas, sin obtener una respuesta clara. Para los cuidadores, es esencial acompañar a estos pacientes con **empatía**, apoyarles durante este periodo de incertidumbre y colaborar estrechamente con los equipos médicos especializados para acelerar al máximo el proceso de diagnóstico. El anuncio de una enfermedad rara, cuando finalmente se hace, suele vivirse con una mezcla de alivio y ansiedad ante lo desconocido. Es crucial comunicar con transparencia, explicando al paciente los pasos siguientes y los tratamientos disponibles.

Una vez realizado el diagnóstico, el apoyo al paciente debe **personalizarse** y adaptarse a la complejidad de la enfermedad. Como las enfermedades raras están por definición poco estudiadas, suele haber pocos tratamientos específicos, lo que puede llevar a situaciones de incertidumbre terapéutica. En este contexto, es esencial un **enfoque multidisciplinar**. Los pacientes deben ser atendidos por un equipo formado por médicos especialistas, fisioterapeutas, psicólogos y otros profesionales sanitarios, en función de las manifestaciones de la enfermedad. El auxiliar de enfermería desempeña un papel central en este sistema, actuando como enlace entre el paciente y los distintos profesionales implicados, al tiempo que proporciona cuidados básicos y mejora el confort diario del paciente.

Para muchos pacientes de enfermedades raras, el itinerario asistencial puede incluir tratamientos complejos, experimentales o incluso **compasivos**, es decir, administrados en ausencia de tratamientos validados. Esto puede implicar ensayos clínicos o medicamentos innovadores, que a menudo son caros y de difícil acceso. Es esencial que los cuidadores estén bien informados sobre las **opciones de tratamiento** disponibles, que sean capaces de discutirlas claramente con los pacientes y que participen en el desarrollo de la vía asistencial en colaboración con los médicos especialistas. El apoyo psicológico también desempeña un papel crucial en estas situaciones, ya que la incertidumbre asociada a los tratamientos experimentales puede generar estrés y ansiedad en los pacientes y sus familias. Los profesionales sanitarios deben escuchar, ofrecer respuestas y derivar a los pacientes a servicios de apoyo psicológico o asociaciones de pacientes si es necesario.

Uno de los aspectos particulares de la atención a los pacientes **con** enfermedades raras es la gestión **del aislamiento** que pueden sentir. Debido a la rareza de su enfermedad, los pacientes pueden sentirse aislados, incomprendidos y a veces abandonados por el sistema sanitario. A menudo se enfrentan a una falta de información, o incluso a lagunas en la gama de cuidados disponibles para su enfermedad. Por eso es vital apoyarles no sólo médicamente, sino también en su **vida cotidiana**. Los cuidadores desempeñan un papel fundamental al proporcionar una presencia reconfortante, ofrecer apoyo moral y fomentar un entorno asistencial en el que los pacientes se sientan reconocidos como personas. El cuidador también puede remitir a los pacientes a grupos o asociaciones de apoyo que reúnan a otras personas con la misma enfermedad, ofreciéndoles la oportunidad de compartir experiencias y ayudarse mutuamente.

La formación continua de los cuidadores es también una cuestión crucial en el cuidado de las enfermedades raras. Como estas enfermedades son a menudo poco conocidas y están mal documentadas, es vital que los cuidadores, especialmente los auxiliares de enfermería, reciban formación periódica para actualizar sus conocimientos y adaptarse a los cambios en los tratamientos. Deben ser capaces de adoptar una actitud proactiva para gestionar los cuidados, anticiparse a posibles complicaciones y colaborar estrechamente con los especialistas. El papel del cuidador no se limita a proporcionar cuidados, sino que también incluye **una dimensión** de **apoyo educativo**, explicando al paciente los gestos que debe adoptar para mejorar su comodidad, vigilando los efectos del tratamiento y asegurándose de que se siguen los protocolos médicos.

Otro aspecto clave de la atención a los pacientes con enfermedades raras es **tener en cuenta a sus familias**. Estas enfermedades suelen afectar a niños o adultos jóvenes, lo que hace que el apoyo familiar sea aún más importante. A veces, las familias se encuentran desorientadas ante la enfermedad de su ser querido, sobre todo cuando se trata de una enfermedad desconocida o poco estudiada. Como profesional local, el auxiliar de enfermería desempeña un papel **de apoyo esencial**, ayudándoles a comprender la situación, gestionar su estrés y organizar la vida cotidiana en torno a los cuidados. A menudo, las familias tienen que adaptarse a nuevas rutinas, tratamientos exigentes y cuidados en casa. Los auxiliares de enfermería pueden guiarles en el proceso de cuidados, enseñándoles los procedimientos técnicos y tranquilizándoles sobre su capacidad para apoyar a su familiar enfermo.

Los pacientes de enfermedades raras también se enfrentan con frecuencia a dificultades **administrativas y financieras**, sobre todo debido al elevado coste del tratamiento o del equipo médico, que a menudo no es reembolsado por los regímenes de seguros tradicionales. Los cuidadores pueden desempeñar un papel mediador orientando a los pacientes hacia los servicios sociales o los programas de asistencia adecuados, y ayudándoles a presentar solicitudes de ayuda financiera o programas de asistencia médica.

- ○ Adaptación de los cuidados y protocolos a casos específicos

Adaptar los cuidados y los protocolos a casos concretos es una parte esencial de la práctica sanitaria moderna. La situación de cada paciente es única, y en ella influyen su edad, su estado general de salud, sus antecedentes médicos, sus creencias y sus necesidades específicas. Por ello, aunque los protocolos asistenciales estandarizados sirven de guía para garantizar una asistencia coherente y segura, a menudo es necesario adaptarlos para tener en cuenta las circunstancias individuales de los pacientes. Esta capacidad de adaptación depende de la experiencia de los cuidadores, de su capacidad para observar y comprender las necesidades específicas de los pacientes y de un enfoque multidisciplinar, en el que cada miembro del equipo médico pueda contribuir a perfeccionar los cuidados.

Uno de los primeros ámbitos en los que resulta crucial adaptar la asistencia es el **tratamiento de los pacientes con comorbilidades**. Estos pacientes suelen padecer simultáneamente varias enfermedades crónicas o agudas, lo que complica la aplicación de los protocolos estándar. Por ejemplo, un paciente que sufre a la vez diabetes e insuficiencia renal tendrá necesidades diferentes a las de un paciente con una sola patología. La adaptación de los cuidados en estos casos requiere una gestión meticulosa de los tratamientos farmacológicos, ya que algunos medicamentos útiles para tratar una enfermedad pueden agravar otra. Los cuidadores deben estar especialmente atentos a las interacciones farmacológicas, vigilar con más frecuencia las constantes vitales del paciente y colaborar estrechamente con otros profesionales sanitarios para ajustar los tratamientos día a día. Esto también puede implicar modificar las rutinas de cuidados, como la alimentación y la hidratación, para garantizar que respetan las restricciones impuestas por las distintas patologías.

Otro ámbito en el que la adaptación de los cuidados es crucial es el **de la atención a los ancianos**, sobre todo los que padecen trastornos cognitivos como demencia o Alzheimer. Estos pacientes suelen mostrar un comportamiento imprevisible, pérdida de memoria o dificultades de comunicación, lo que puede complicar la aplicación de los cuidados habituales. En este contexto, es esencial que el cuidador adapte su forma de interactuar con el paciente, utilizando técnicas de comunicación simplificadas, mostrando paciencia y repitiendo regularmente la información importante. Además, es necesario modificar el entorno asistencial para garantizar la seguridad y comodidad del paciente, por ejemplo creando rutinas más estructuradas o reduciendo los estímulos sensoriales que pueden causar confusión o ansiedad. En estos casos, los cuidados no se limitan a gestos técnicos: también abarcan un enfoque centrado en el bienestar emocional y la dignidad del paciente.

La atención pediátrica, sobre todo a **los niños con enfermedades crónicas o raras**, exige también una gran flexibilidad. Según su edad y desarrollo, los niños reaccionan de forma diferente al tratamiento y requieren ajustes constantes. Un niño con fibrosis quística, por ejemplo, necesitará cuidados específicos para controlar sus secreciones respiratorias, su dieta y su actividad física, así como una atención psicológica adecuada para ayudarle a entender su enfermedad. El cuidador, en consulta con el equipo médico, tendrá que adaptar los cuidados a medida que progrese la enfermedad, manteniendo al mismo tiempo un diálogo constante con los padres, que son socios esenciales en la gestión diaria de los cuidados del niño. Deben tenerse en cuenta los aspectos psicológicos y familiares para garantizar que los cuidados se adaptan no sólo a las necesidades físicas del niño, sino también a su entorno emocional.

En algunos casos, **los cuidados paliativos** también exigen una adaptación significativa de los protocolos asistenciales. Los enfermos terminales suelen tener necesidades muy específicas, centradas principalmente en el alivio del dolor, el tratamiento de los síntomas y el mantenimiento del confort. En estas situaciones, los protocolos habituales de tratamiento de las enfermedades deben modificarse para centrarse en el confort, no en la curación. Los cuidadores deben estar atentos a los signos sutiles de dolor o malestar, a veces no verbalizados por el paciente, y ajustar las dosis de medicación en consecuencia. Además, es esencial trabajar con la familia y los amigos del paciente para comprender sus deseos respecto al final de la vida, con el fin de adaptar los cuidados de forma que se respeten las decisiones éticas y personales de cada persona. La escucha, la presencia y el respeto de las voluntades anticipadas son, pues, fundamentales para adaptar los cuidados en estos contextos.

La **adaptación de los protocolos de atención** también es esencial para los pacientes que padecen enfermedades infecciosas graves, como el COVID-19 u otras patologías transmisibles. En estos casos, los cuidados deben adaptarse para minimizar el riesgo de transmisión, garantizando al mismo tiempo un apoyo médico adecuado. Esto implica a menudo ajustes en el uso de los equipos de protección individual (EPI), en la gestión de las áreas de atención y en la forma de llevar a cabo las intervenciones. Por ejemplo, un paciente con COVID-19 que requiera asistencia respiratoria tendrá que ser tratado en una habitación aislada, con protocolos estrictos de desinfección y gestión de residuos, al tiempo que se beneficia de una monitorización continua de sus parámetros respiratorios. Los cuidadores deben recibir formación en técnicas específicas para reducir la transmisión y mantener al mismo tiempo una atención de alta calidad, lo que requiere flexibilidad y vigilancia constante.

Otro ejemplo en el que la adaptación de los cuidados es crucial se refiere a los pacientes con **creencias o prácticas culturales específicas**. Algunos pacientes, en función de su religión o cultura, pueden rechazar determinados tratamientos o tener necesidades particulares en cuanto a dieta, oración o contacto físico. En estas situaciones, el auxiliar de cuidados debe adaptar los protocolos asistenciales para respetar las creencias del paciente, garantizando al mismo tiempo su seguridad y bienestar. Por ejemplo, un paciente musulmán puede negarse a recibir tratamiento durante el ayuno del Ramadán, o una mujer puede desear ser atendida únicamente por personal femenino. El asistente debe encontrar soluciones para respetar estas opciones, garantizando al mismo tiempo que se presten los cuidados necesarios de forma que se respeten las creencias del paciente.

Por último, la adaptación de los cuidados implica también la gestión de **las situaciones de urgencia**. Algunos pacientes, debido a su frágil estado de salud o a patologías crónicas, requieren adaptaciones específicas de los protocolos de emergencia. Por ejemplo, un paciente con antecedentes de problemas cardíacos o enfermedades respiratorias puede necesitar un manejo diferente en caso de parada cardíaca o dificultad respiratoria. La adaptación de los cuidados requiere, por tanto, una gestión anticipatoria de los riesgos, con una preparación rigurosa de las posibles intervenciones y un conocimiento profundo de las necesidades específicas de estos pacientes en situaciones críticas.

2. **Patologías complejas y comorbilidades**
   ◦ Gestión de pacientes con múltiples enfermedades crónicas (diabetes, hipertensión, etc.)

El manejo de pacientes con múltiples enfermedades crónicas, como diabetes, hipertensión o insuficiencia cardiaca, es un reto complejo y exigente para los profesionales sanitarios. Estos pacientes, a menudo denominados **polipatológicos**, padecen varias enfermedades crónicas al mismo tiempo, lo que complica su manejo. Cada patología tiene sus propias necesidades en términos de tratamiento, seguimiento y prevención de complicaciones, y es esencial adoptar un enfoque global y coordinado para evitar que el tratamiento de una enfermedad agrave la otra. Por tanto, el cuidado de estos pacientes requiere una atención especial, una gran vigilancia y un enfoque multidisciplinar, en el que cada agente de la cadena asistencial desempeña un papel crucial para garantizar el bienestar del paciente.

La **complejidad de las interacciones entre patologías** es uno de los principales retos en el manejo de estos pacientes. Por ejemplo, un paciente diabético que también padezca hipertensión puede ver empeorado su estado si una de las enfermedades no se controla adecuadamente. La diabetes, al dañar los vasos sanguíneos y los riñones, puede empeorar la hipertensión, y a la inversa, una hipertensión mal controlada puede exacerbar las complicaciones relacionadas con la diabetes, como la enfermedad renal. El papel de los cuidadores, y en particular de los auxiliares de enfermería, es **vigilar atentamente** el estado del paciente, garantizar un seguimiento riguroso de los distintos tratamientos e informar de cualquier cambio en las constantes vitales o en los síntomas que pueda indicar una descompensación de alguna de las patologías.

La gestión de los pacientes polipatológicos también se basa en la **coordinación de la asistencia**. Estos pacientes suelen ser seguidos por varios especialistas, como un diabetólogo, un cardiólogo, un nefrólogo o un neumólogo, en función de sus patologías. Esta multiplicidad de proveedores de cuidados puede a veces conducir a una fragmentación de la asistencia, ya que cada especialista se concentra en su propia especialidad sin tener necesariamente una visión global de la salud del paciente. Por lo tanto, es crucial que el cuidador, en particular el auxiliar de enfermería, desempeñe un papel **fundamental** en la coordinación de los cuidados, garantizando que la información fluya sin problemas entre las distintas partes implicadas y ayudando al paciente a comprender las recomendaciones médicas, a veces contradictorias o complejas. El auxiliar de cuidados también puede actuar como enlace entre los distintos profesionales sanitarios, transmitiendo observaciones clave sobre el estado del paciente que puedan requerir ajustes del tratamiento.

La **gestión de los medicamentos** es otro aspecto esencial de la atención a los pacientes con múltiples enfermedades crónicas. Estos pacientes suelen tomar un gran número de medicamentos, lo que les expone al riesgo de la **polimedicación**. La polimedicación puede dar lugar a interacciones farmacológicas indeseables, efectos secundarios, olvidos o errores en la toma de la medicación. Por lo tanto, es crucial que los pacientes sean **objeto de un seguimiento cuidadoso** en cuanto a la forma en que toman su medicación, comprobando que se respetan las dosis prescritas y ayudándoles a organizar su tratamiento diario. Los cuidadores pueden desempeñar un papel clave en la supervisión de la toma de la medicación, comprobando que los pacientes han entendido su régimen de tratamiento y ayudándoles a controlar cualquier efecto secundario. En algunos casos, el cuidador también puede alertar a la enfermera o al médico de cualquier **dificultad en el cumplimiento** (como olvidos frecuentes o confusión) que pueda requerir una reevaluación del tratamiento.

Otro reto importante en el tratamiento de los pacientes polipatológicos es la **prevención de las complicaciones**. Toda enfermedad crónica presenta riesgos de complicaciones a largo plazo, y la coexistencia de varias patologías aumenta considerablemente estos riesgos. Por ejemplo, un paciente que padece diabetes e hipertensión arterial corre el riesgo de desarrollar complicaciones cardiovasculares, como un infarto de miocardio o un ictus. La prevención de estas complicaciones requiere **un seguimiento minucioso** y regular **de** los parámetros vitales del paciente, como la glucemia, la tensión arterial y los niveles de colesterol. El auxiliar de enfermería, en colaboración con el equipo médico, debe asegurarse de que estos parámetros se controlan rigurosamente, realizando comprobaciones frecuentes e informando de cualquier cambio que pueda indicar la aparición de una complicación.

La gestión del estilo de vida también es fundamental para atender a los pacientes que padecen diversas enfermedades crónicas. Estos pacientes a menudo necesitan adoptar **cambios en su estilo de vida,** como seguir una dieta más sana, hacer ejercicio con regularidad o dejar de fumar, para controlar mejor sus enfermedades. Sin embargo, estos cambios pueden ser difíciles de aplicar, sobre todo cuando afectan a varias enfermedades al mismo tiempo. Por ejemplo, un paciente diabético necesita vigilar lo que come para controlar sus niveles de azúcar en sangre, mientras que un paciente hipertenso necesita limitar su consumo de sal para reducir su tensión arterial. El auxiliar de enfermería desempeña un papel clave en la **educación terapéutica** del paciente, ayudándole a comprender cómo estos cambios en el estilo de vida pueden mejorar su salud y acompañándole en la puesta en práctica de estos hábitos. También es importante motivar a los pacientes, animarles a perseverar y ayudarles a superar los obstáculos que puedan encontrar.

Además de los aspectos médicos, la atención a los pacientes polipatológicos debe tener en cuenta la **dimensión psicológica**. Estos pacientes pueden sentirse desanimados, ansiosos o deprimidos debido a la gestión constante de sus enfermedades. El gran número de citas médicas, tratamientos y restricciones relacionados con sus patologías puede provocar una sensación de **carga mental** y agotamiento psicológico. Debido a su estrecha relación con los pacientes, los cuidadores suelen estar en primera línea a la hora de detectar estos signos de angustia, y pueden desempeñar un papel importante ofreciendo apoyo moral, escuchando las preocupaciones de los pacientes y, si es necesario, derivándolos a un psicólogo o a un servicio de asesoramiento.

Atender a pacientes con múltiples patologías también exige **que los cuidados se adapten constantemente** a medida que evolucionan las enfermedades y los tratamientos. Las enfermedades crónicas suelen evolucionar de forma impredecible, por lo que es importante ajustar los cuidados con regularidad para satisfacer las necesidades cambiantes del paciente. Por ejemplo, un paciente diabético cuya función renal se deteriora puede requerir un ajuste de su tratamiento con insulina o cambios en su dieta. Los cuidadores deben permanecer atentos a estos cambios y ser capaces de adaptar sus intervenciones en consecuencia, en consulta con el equipo médico.

Por último, **la prevención de las hospitalizaciones** es un objetivo clave en la gestión de los pacientes con múltiples patologías crónicas. Estos pacientes corren a menudo el riesgo de hospitalizaciones repetidas debido a la descompensación de sus enfermedades. Por ello, una de las prioridades de los cuidadores es **estabilizar en** la medida de lo posible **el estado del paciente**, optimizando los tratamientos, vigilando los signos de deterioro e interviniendo rápidamente en caso necesario. Mediante el seguimiento diario de los pacientes, los cuidadores desempeñan un papel fundamental en esta prevención, identificando los primeros signos de alerta de complicaciones o descompensación, y alertando a los profesionales sanitarios antes de que la situación requiera hospitalización.

○ Atención a pacientes frágiles y ancianos

La atención a los pacientes ancianos y frágiles requiere un enfoque específico, atento y personalizado. A medida que las personas envejecen, suelen volverse más vulnerables física y psicológicamente, por lo que requieren cuidados más sensibles, flexibles y multidimensionales. Los pacientes ancianos pueden padecer varias enfermedades crónicas, una capacidad física y mental reducida o una pérdida de autonomía. Estos factores contribuyen a hacer de **la fragilidad** un elemento central en la gestión de sus cuidados, donde el objetivo principal es mantener su bienestar, prevenir complicaciones y respetar su dignidad.

Uno de los aspectos clave de la atención a los pacientes ancianos y frágiles es la necesidad de adoptar un **enfoque holístico**. A diferencia de los pacientes más jóvenes, los ancianos suelen presentar una combinación de problemas de salud. Por tanto, su atención no puede limitarse al tratamiento de una única patología, sino que debe integrar todas sus necesidades físicas, psicológicas y sociales. Por ejemplo, un paciente anciano que sufre osteoporosis, diabetes y problemas cognitivos no puede ser tratado eficazmente centrándose en una sola de estas afecciones. Hay que abordar todos los aspectos de la salud del paciente de forma coherente. Esto requiere **una estrecha coordinación** entre

198

los distintos profesionales sanitarios, en particular médicos, enfermeros, fisioterapeutas y auxiliares de cuidados, que desempeñan un papel central en la atención diaria del paciente.

Uno de los principales objetivos en el cuidado de los pacientes ancianos es **preservar su independencia** en la medida de lo posible. Aunque la edad avanzada puede ir acompañada de una pérdida gradual de ciertas capacidades, es esencial valorar y mantener las funciones restantes. Esto puede implicar animarles a realizar tareas cotidianas sencillas, como lavarse, vestirse o desplazarse, con o sin ayuda. Estimular a los pacientes para que sean activos en su propio cuidado fomenta su sensación de control y dignidad, lo que tiene efectos beneficiosos sobre su estado de ánimo y su calidad de vida. El cuidador desempeña un papel crucial en este proceso, **animando suavemente** al paciente, adaptando los cuidados a sus capacidades y prestándole la ayuda necesaria sin hacerlo todo por él.

La prevención de las caídas es otro aspecto crucial de la atención a los pacientes ancianos frágiles. Las caídas son una de las principales causas de morbilidad y mortalidad en los ancianos. Debido a la disminución de la fuerza muscular, la pérdida de equilibrio y los trastornos visuales o cognitivos, los pacientes ancianos corren especial riesgo. Por eso es esencial adaptar el entorno para hacerlo seguro: instalar barras de sujeción en los baños, eliminar obstáculos como alfombras o garantizar una iluminación adecuada. Los cuidadores también deben estar atentos al grado de cansancio del paciente, porque el agotamiento puede aumentar el riesgo de caídas. Deben adaptar sus cuidados al nivel de energía del paciente, y saber cómo ayudarle con ayudas técnicas, como andadores o bastones, para que sus movimientos sean más seguros.

La atención a los pacientes ancianos también debe tener en cuenta los **trastornos cognitivos** frecuentes en esta población, como la demencia o la enfermedad de Alzheimer. Estos trastornos afectan a la memoria, el juicio y la capacidad de comunicación, lo que puede hacer más compleja la gestión de los cuidados. Es esencial adaptar la forma de interactuar con estos pacientes, utilizando **métodos de comunicación simplificados** y repetitivos. El cuidador debe ser paciente, reformular la información y utilizar gestos suaves y tranquilizadores. En estas situaciones, la creación de rutinas claras y estructuradas es esencial para reducir la ansiedad del paciente y facilitar su cuidado. Los cuidadores también deben estar atentos a los signos de confusión o agitación, que pueden indicar dolor no expresado, malestar o deshidratación, y responder rápida y adecuadamente.

Prevenir la desnutrición es también un reto importante para los pacientes frágiles y ancianos. A medida que envejecemos, nuestras necesidades nutricionales cambian, y muchos pacientes sufren pérdida de apetito, problemas para tragar o dificultades dentales que complican su dieta. La desnutrición puede provocar pérdida de masa muscular, aumentar el riesgo de caídas y debilitar el sistema inmunitario. Por eso es esencial ofrecerles comidas equilibradas y adaptadas a sus necesidades específicas, dando prioridad a los alimentos fáciles de masticar y tragar. Al estar presente durante las comidas, el cuidador debe asegurarse de que el paciente come lo suficiente e informar de cualquier cambio en el apetito o el peso. Intervenciones sencillas, como dividir las comidas en varias raciones pequeñas u ofrecer alimentos enriquecidos, pueden suponer una gran diferencia para la salud general del paciente.

Los pacientes ancianos, sobre todo los que están encamados o en silla de ruedas, también corren el riesgo de **desarrollar escaras**, úlceras por presión que se desarrollan como consecuencia de una inmovilización prolongada. La prevención de estas lesiones cutáneas es esencial en el cuidado de los ancianos frágiles. Los cuidadores deben **cambiar periódicamente** la **posición del** paciente, utilizar cojines o colchones especiales para reducir la presión en determinadas zonas del cuerpo y comprobar con frecuencia el estado de la piel. En caso de enrojecimiento o signos precoces de úlceras por presión, hay que actuar con rapidez para evitar el deterioro de los tejidos.

El apoyo psicológico también desempeña un papel fundamental en el cuidado de los pacientes ancianos. Muchos ancianos sufren aislamiento social, depresión o ansiedad, agravados por la pérdida de independencia y la menor interacción social. Al estar cerca del paciente, el cuidador puede desempeñar un papel fundamental proporcionando un oído comprensivo, iniciando conversaciones regulares y estimulando la participación en actividades sociales o cognitivas apropiadas. Estos momentos de interacción, por sencillos que sean, son esenciales para mejorar el estado de ánimo y la calidad de vida de los pacientes.

Por último, es vital implicar a **las familias** en el cuidado de los pacientes ancianos y frágiles. La familia suele desempeñar un papel crucial en el apoyo al paciente, pero también puede enfrentarse a dificultades emocionales, sobre todo cuando se enfrenta al deterioro del estado de salud de su ser querido. Además de acompañar al paciente, el cuidador también debe apoyar a la familia, manteniéndola informada de la evolución del estado de salud del paciente, respondiendo a sus preguntas y tranquilizándola sobre los cuidados prestados. Fomentar una comunicación abierta e implicar a los familiares en determinadas decisiones asistenciales crea un entorno asistencial más sereno y colaborativo.

3. **El papel del asistente sanitario en los ensayos clínicos**
   ◦ Participar en el seguimiento de pacientes incluidos en protocolos de investigación

Participar en el **seguimiento de pacientes incluidos en protocolos de investigación** es una responsabilidad esencial en el ámbito sanitario. Estos protocolos, también conocidos como ensayos clínicos, son estudios rigurosos que se llevan a cabo para evaluar la eficacia y seguridad de nuevos tratamientos, fármacos o intervenciones médicas. Los pacientes que participan en estos ensayos desempeñan un papel clave en el progreso de la medicina, y su seguimiento requiere una atención especial y una mayor vigilancia por parte de los profesionales sanitarios. Participar en este seguimiento significa no sólo velar por la aplicación rigurosa de los protocolos de investigación, sino también garantizar que los pacientes reciban apoyo humano a lo largo de todo el estudio. Esta misión combina un enfoque científico con una cuidadosa atención a las necesidades físicas y emocionales de los pacientes.

Uno de los aspectos más importantes del seguimiento de los pacientes incluidos en un protocolo de investigación es la **aplicación rigurosa de las directrices**. Los ensayos clínicos siguen protocolos muy estrictos, diseñados para asegurar la validez científica de los resultados y garantizar al mismo tiempo la seguridad del paciente. Cada intervención, medicación o examen médico debe realizarse de acuerdo con las normas establecidas para el estudio. El auxiliar de enfermería, aunque a menudo apoya al médico o enfermero responsable del ensayo, debe asegurarse de que estos pasos se siguen rigurosamente, ya sea en la administración de los tratamientos o en la recogida de los datos necesarios. Esto incluye tareas como la monitorización de las constantes vitales, la observación de los efectos secundarios y la gestión de las intervenciones rutinarias, todo ello sin perder de vista el más mínimo detalle.

La **vigilancia constante** es crucial para garantizar la seguridad del paciente durante todo el ensayo. Los pacientes que participan en protocolos de investigación suelen recibir tratamientos experimentales, que pueden tener efectos secundarios desconocidos o poco documentados. Por lo tanto, la vigilancia de los signos clínicos es fundamental para la detección precoz de cualquier efecto adverso o complicación. Los cuidadores deben estar especialmente atentos a los cambios sutiles en el estado del paciente: una variación de temperatura, un cambio en los parámetros vitales o síntomas inusuales deben comunicarse inmediatamente al equipo médico. Este cuidadoso seguimiento no sólo garantiza la seguridad del paciente, sino que también proporciona datos valiosos para el equipo de investigación sobre la eficacia y los efectos secundarios del tratamiento.

Además del seguimiento clínico, el apoyo psicológico y humano a los pacientes es otro aspecto central del seguimiento en un protocolo de investigación. Participar en un ensayo clínico puede ser fuente de **preocupación** y **ansiedad** para los pacientes. La idea de recibir un tratamiento experimental, a menudo en un contexto en el que las opciones terapéuticas estándar son limitadas, puede ser una fuente de estrés. Los pacientes pueden tener dudas sobre la eficacia del tratamiento o temer los posibles efectos secundarios. Al estar cerca de los pacientes, los cuidadores desempeñan un papel clave al proporcionarles apoyo moral, responder a sus preguntas y asegurarse de que se sienten comprendidos y atendidos. La escucha y la empatía son esenciales para ayudar a los pacientes en este periodo a veces incierto.

El respeto del consentimiento informado es también un elemento fundamental de los protocolos de investigación. Los pacientes que participan en estos estudios deben estar plenamente informados de los objetivos del ensayo, los tratamientos que recibirán, los beneficios potenciales y los riesgos e incertidumbres asociados. Si el consentimiento informado lo obtiene inicialmente el médico, el cuidador debe asegurarse de que el paciente sigue comprendiendo las distintas fases del ensayo y lo que se espera de él. Además, el consentimiento es un proceso continuo: en cualquier momento, el paciente debe poder hacer preguntas o expresar sus preocupaciones. Por lo tanto, el auxiliar de enfermería desempeña el papel de **mediador** entre el paciente y el equipo de investigación, facilitando la comunicación y garantizando que siempre se respeten los derechos del paciente.

Otro aspecto importante de la monitorización del paciente en los protocolos de investigación es la **gestión del tratamiento** y la **prevención de errores**. Los ensayos clínicos suelen incluir regímenes de tratamiento complejos, con dosis específicas, intervalos de tiempo precisos para la administración de fármacos y, en ocasiones, tratamientos comparativos (placebo frente a tratamiento activo). El auxiliar asistencial debe garantizar que los tratamientos se administran con precisión, que se respetan las dosis y que los tiempos de administración se ajustan al protocolo. También puede participar en la recogida de datos sobre **el cumplimiento del** paciente, es decir, asegurarse de que los pacientes sigan las instrucciones correctamente, que tomen el tratamiento en casa si es necesario y que cumplan las instrucciones del estudio.

La **recopilación de datos** es otro aspecto esencial del seguimiento de los pacientes en los ensayos clínicos. Cada dato recogido -ya sean parámetros clínicos, respuestas al tratamiento o efectos secundarios- contribuye directamente a evaluar la eficacia del tratamiento experimental. El auxiliar de enfermería puede encargarse de recoger determinados datos, como los resultados de las pruebas de laboratorio, los cuestionarios de calidad de vida o las observaciones clínicas. Esta información debe recogerse de forma rigurosa y documentarse con precisión, ya que desempeña un papel clave en el análisis final del ensayo. Cualquier omisión o error en la recogida de datos puede comprometer la validez científica del estudio, por lo que el rigor es esencial en todas las fases del proceso.

El asistente asistencial también puede desempeñar un papel importante en la **gestión práctica de las** citas y las visitas de los pacientes. Los protocolos de investigación suelen requerir un calendario de seguimiento muy preciso, con visitas periódicas para exámenes médicos, toma de muestras de sangre o supervisión de la evolución del paciente. El cuidador puede participar en la organización y coordinación de estas visitas, asegurándose de que el paciente cumpla el calendario del ensayo y esté bien informado de las próximas fechas clave. Esto ayuda a garantizar que se recojan los datos necesarios en el momento adecuado y que el paciente sea controlado de forma continuada de acuerdo con el protocolo.

La **gestión de los efectos secundarios** y los acontecimientos adversos graves también es una prioridad en el seguimiento de los pacientes incluidos en ensayos clínicos. Si un paciente desarrolla efectos secundarios relacionados con el tratamiento experimental, es esencial que estos acontecimientos se **comuniquen inmediatamente** al equipo de investigación para una evaluación rápida y adecuada. El cuidador debe estar capacitado para reconocer estos efectos, documentarlos con precisión y saber cuándo alertar al médico a cargo del ensayo. Esto no sólo garantiza la seguridad del paciente, sino que también proporciona información valiosa sobre la tolerabilidad del tratamiento en estudio.

○ Gestión de medicamentos y atención específica a pacientes en investigación clínica

La **gestión de los medicamentos** y la **atención específica a los pacientes en investigación clínica** es una tarea compleja y muy regulada que exige un rigor absoluto por parte de los cuidadores. Los pacientes que participan en ensayos clínicos suelen recibir tratamientos experimentales o fármacos que aún no están disponibles en el mercado. Esto exige un seguimiento meticuloso para garantizar tanto la seguridad del paciente como la validez científica de los resultados. Todos los aspectos, desde la administración de los medicamentos hasta la gestión de los efectos secundarios y la documentación precisa de cada etapa, deben llevarse a cabo con el máximo cuidado.

Uno de los principales aspectos de la gestión de fármacos en la investigación clínica es la **administración de tratamientos experimentales** en estricto cumplimiento del protocolo del estudio. A diferencia de los tratamientos estándar, los ensayos clínicos siguen directrices muy específicas, que dictan cuándo, cómo y en qué dosis deben administrarse los fármacos. El cuidador, a menudo en colaboración con enfermeros y médicos, debe asegurarse de que cada fármaco se administra según las normas precisas establecidas en el protocolo. Esto incluye comprobar las dosis, los tiempos de administración y cualquier condición especial asociada a cada fármaco, como si debe tomarse con el estómago vacío o después de comer, o si requiere una vigilancia especial tras su administración.

Además de administrar la medicación, el asistente debe **controlar el cumplimiento del tratamiento**. Esto significa comprobar que el paciente cumple el tratamiento prescrito, especialmente cuando éste incluye cierta autogestión por parte del paciente, como la toma de comprimidos en casa. En tales casos, el cuidador puede tener que explicar claramente al paciente cómo y cuándo tomar su medicación, responder a cualquier pregunta que pueda tener y asegurarse de que las instrucciones se entienden perfectamente. El cuidador también debe recabar información sobre el **cumplimiento del** paciente, es decir, asegurarse de que el paciente sigue escrupulosamente las instrucciones para tomar la medicación y no encuentra dificultades para cumplir el protocolo.

Otro aspecto clave de la gestión de fármacos en la investigación clínica es la **prevención de errores de medicación**. En los ensayos clínicos, estos errores pueden tener graves consecuencias no sólo para la salud del paciente, sino también para la validez de los resultados del estudio. Los fármacos experimentales se administran a menudo a dosis muy precisas, y cualquier error en la dosificación puede distorsionar los resultados del ensayo. Por lo tanto, los cuidadores deben adoptar **procedimientos de verificación estrictos**, como comprobar dos veces las dosis con otro cuidador o utilizar sistemas de trazabilidad para asegurarse de que los fármacos administrados corresponden a las prescripciones del protocolo. También deben estar atentos a posibles interacciones con otros tratamientos que pueda estar tomando el paciente, para evitar cualquier interferencia que pueda afectar a la eficacia o seguridad del fármaco experimental.

La **vigilancia de los efectos secundarios** es también un aspecto central de la atención al paciente en la investigación clínica. Los fármacos experimentales, por su propia naturaleza, pueden provocar efectos adversos desconocidos o inesperados. Por lo tanto, es esencial establecer un seguimiento continuo para detectar rápidamente cualquier anomalía en el estado de salud del paciente. El auxiliar de enfermería, como miembro del equipo local, debe estar especialmente atento a los signos sutiles de efectos secundarios, como variaciones de la tensión arterial, la temperatura, náuseas o cambios en el estado general del paciente. Todo efecto secundario, por leve que sea, debe documentarse con precisión y comunicarse inmediatamente al equipo de investigación, ya que esta información es crucial para evaluar la tolerancia y la seguridad del tratamiento.

La **recopilación de datos clínicos** asociados a la gestión de fármacos es otro aspecto crucial. En un ensayo clínico, cada intervención, cada medicamento tomado y cada reacción del paciente deben registrarse cuidadosamente en el expediente del estudio. Estos datos permiten seguir la evolución del paciente, medir la eficacia del tratamiento y detectar cualquier problema. El auxiliar de enfermería puede tener que registrar datos tales como las constantes vitales, los síntomas comunicados por el paciente o los resultados de los exámenes de seguimiento. La exactitud de esta documentación es esencial para garantizar que los resultados del ensayo sean científicamente válidos y puedan utilizarse para evaluar el tratamiento.

Los ensayos clínicos también suelen implicar el uso de **placebos**, que se administran a determinados pacientes para comparar los efectos del fármaco experimental con los de un tratamiento inactivo. Aunque el asistente sanitario no esté informado de la asignación de pacientes entre los grupos placebo y activo (esta información suele ser "ciega" para evitar cualquier sesgo), debe tratar a todos los pacientes de la misma manera. Debe asegurarse de que cada paciente reciba el mismo nivel de atención y seguimiento, independientemente del tratamiento que esté recibiendo. De este modo se mantiene la integridad del estudio y se garantiza que cada paciente reciba una atención óptima.

La **gestión de las interacciones entre tratamientos** también es una cuestión delicada. Los pacientes incluidos en ensayos clínicos suelen tomar otros fármacos para enfermedades crónicas o agudas, además del tratamiento experimental. Por lo tanto, es crucial que el cuidador compruebe periódicamente los tratamientos concomitantes y se asegure de que no interfieren con el protocolo de investigación. Esto incluye la comprobación de posibles interacciones farmacológicas, pero también asesorar a los pacientes sobre lo que pueden o no tomar junto con el tratamiento experimental (suplementos dietéticos, remedios a base de hierbas, etc.).

Por último, es importante destacar que la gestión de los medicamentos en los ensayos clínicos también requiere **una comunicación fluida** con el paciente. Los pacientes pueden tener dudas o preocupaciones sobre un tratamiento experimental, y es esencial tranquilizarlos, responder a sus preguntas y asegurarse de que entienden las instrucciones. El cuidador debe actuar como **mediador**, facilitando la comunicación entre el paciente y el equipo de investigación, explicando los procedimientos y asegurándose de que el paciente se siente apoyado durante todo el ensayo.

Capítulo 9

Educación terapéutica del paciente en urología

1. El papel del asistente sanitario en la educación del paciente

○ Explicar los cuidados y el tratamiento a los pacientes y sus familias

Explicar los cuidados y el tratamiento a los pacientes y sus familias es una tarea esencial en la relación cuidador-paciente, que va mucho más allá de la simple transmisión de información médica. El objetivo es crear un entorno de confianza, en el que los pacientes y sus familias se sientan apoyados, comprendidos e implicados en las decisiones relativas a su salud. La calidad de esta comunicación desempeña un papel decisivo en la adherencia al tratamiento, la gestión de la ansiedad y el bienestar general del paciente. Explicar los cuidados de forma clara y adecuada garantiza que los pacientes y sus familias comprendan lo que está en juego en los tratamientos propuestos, sus beneficios y riesgos, y lo que implica cada etapa. Así se fomenta una atención centrada en el paciente y respetuosa con sus necesidades.

El primer paso para explicar los cuidados es **crear un espacio de diálogo abierto y tranquilizador**. Es vital asegurarse de que los pacientes y sus familiares se sientan cómodos haciendo preguntas y expresando sus preocupaciones o dudas. El auxiliar de enfermería, a menudo en primera línea de los cuidados, debe establecer una relación de confianza basada en la escucha. Un entorno tranquilo y un lenguaje amable ayudan a reducir las barreras y fomentan una comunicación más fluida. Cuando los pacientes y sus familiares se sienten escuchados y comprendidos, están más dispuestos a hacer preguntas y expresar sus preocupaciones, lo que permite adaptar las explicaciones a sus necesidades específicas.

El **lenguaje utilizado** en estos intercambios debe ser sencillo, comprensible y sin jerga médica. Aunque algunos conceptos médicos sean complejos, es posible explicar conceptos difíciles utilizando palabras sencillas y analogías adaptadas a la situación del paciente. Por ejemplo, en lugar de hablar de "trombosis venosa", un cuidador podría decir: "Es un coágulo que bloquea el flujo de sangre en una vena, un poco como cuando se forma un atasco en una tubería de agua". Esta forma de abordar el tema lo hace más accesible y menos intimidatorio para el paciente y sus allegados. También es importante comprobar periódicamente que el paciente entiende la información que se le da, haciéndole preguntas o invitándole a reformular lo que ha entendido.

Otro aspecto esencial es la **individualización de las explicaciones**. Cada paciente es único, y es necesario adaptar las explicaciones a su nivel de comprensión, estado emocional y preocupaciones específicas. Por ejemplo, un paciente anciano con problemas cognitivos puede necesitar explicaciones breves y repetidas, mientras que un adulto joven puede buscar detalles más técnicos para tranquilizarse. El cuidador debe ser capaz de adaptarse a estas diferentes necesidades, teniendo en cuenta las características específicas del paciente y su familia. Además, algunas familias pueden tener creencias culturales o religiosas que influyan en su forma de percibir el tratamiento médico. Es esencial escuchar estas preocupaciones y ajustar las explicaciones para tener en cuenta estos factores, con el fin de respetar sus valores al tiempo que se explican los beneficios de los cuidados propuestos.

Cuando se trata de tratamientos complejos o de larga duración, como la quimioterapia, la diálisis o los cuidados paliativos, es importante **desglosar la información** en pasos claros. A menudo es contraproducente inundar a los pacientes y sus familias con información técnica de golpe, ya que puede abrumarles y generar ansiedad. Es preferible empezar por los aspectos esenciales, como los objetivos del tratamiento, antes de pasar a los detalles prácticos de cómo se administrará, la duración del tratamiento y los posibles efectos secundarios. Este enfoque paso a paso familiariza **gradualmente** a los pacientes y sus familias con el proceso de tratamiento, respondiendo a sus preguntas sobre la marcha.

Otro elemento clave en la explicación de los cuidados es la **gestión de las expectativas**. En ocasiones, los pacientes y sus familiares pueden tener expectativas poco realistas sobre el

211

resultado de los tratamientos, esperando una curación rápida o la desaparición inmediata de los síntomas. Es esencial comunicar claramente lo que pueden ofrecer los tratamientos, sin suscitar falsas esperanzas. Por ejemplo, en el caso de una enfermedad crónica como la diabetes, puede ser necesario explicar que el tratamiento no curará la enfermedad, pero ayudará a controlarla mejor y a prevenir complicaciones a largo plazo. También es importante hablar de los posibles **efectos secundarios**, asegurando que en la mayoría de los casos son controlados y manejables.

La explicación de los cuidados y tratamientos incluye también **demostraciones prácticas** cuando es necesario. Para los pacientes o familiares que tienen que gestionar los cuidados en casa, como la inserción de una sonda urinaria, la administración de insulina o el cambio de apósitos, es crucial mostrarles cómo hacerlo, paso a paso. Una demostración práctica seguida de la repetición de estos gestos por parte del paciente o sus familiares garantizará que se sientan seguros para realizar estas tareas una vez en casa. El asistente debe asegurarse de que el paciente o su familia comprenden y dominan estos gestos antes de abandonarlos a su suerte.

Por último, es fundamental abordar **la** cuestión de la **autonomía del paciente y su papel en la asistencia**. Animar a los pacientes a responsabilizarse de su propio cuidado, siempre que sea posible, ayuda a reforzar su sensación de control sobre su salud y a mejorar su adherencia al tratamiento. Esto puede implicar consejos sobre la adopción de buenos hábitos de vida, como una dieta adecuada o actividad física, o educación sobre el seguimiento de determinados parámetros, como los niveles de azúcar en sangre en pacientes diabéticos. Al implicar a los pacientes en la gestión de su propio cuidado, les damos las herramientas que necesitan para comprender mejor su enfermedad y contribuir activamente a su propio bienestar.

La **participación de la familia** en la explicación de los cuidados es igualmente importante, ya que a menudo son una fuente de apoyo para el paciente. El cuidador debe incluir a los familiares en estas conversaciones, procurando responder a sus preguntas y disipar sus temores. De este modo, la familia puede comprender mejor la situación, prestar un apoyo adecuado al paciente y desempeñar un papel activo en el seguimiento del tratamiento, sobre todo en los casos en que el paciente pueda tener dificultades para comprender o recordar la información. La familia se convierte así en un socio clave en la gestión de la salud del paciente, contribuyendo a garantizar una mejor continuidad de los cuidados.

- ○ Proporcionar información sobre cómo adoptar un estilo de vida saludable tras la intervención quirúrgica.

Facilitar información sobre el estilo de vida que debe adoptarse tras una intervención quirúrgica es un paso crucial para garantizar una recuperación óptima y prevenir las complicaciones postoperatorias. Tras una operación, el organismo se encuentra en una fase de convalecencia en la que necesita cuidados apropiados, una dieta adecuada, descanso suficiente y actividad física moderada para volver gradualmente a sus funciones normales. Los cuidadores desempeñan un papel clave en este proceso explicando a los pacientes, y a veces a sus familiares, las mejores prácticas que deben seguir para favorecer la recuperación. Un estilo de vida saludable después de la cirugía no sólo facilita la curación, sino que también refuerza el sistema inmunitario y minimiza el riesgo de infecciones o complicaciones.

La **primera recomendación** que hay que hacer al paciente se refiere a la importancia de una **dieta equilibrada**. Tras una intervención quirúrgica, el organismo necesita nutrientes específicos para regenerarse. Una dieta rica en proteínas, vitaminas y minerales es esencial para reparar los tejidos y reforzar el sistema inmunitario. Por ejemplo, las proteínas contenidas en la carne, el pescado, los huevos y las legumbres son esenciales para la cicatrización de las heridas. También es

213

importante consumir suficiente **vitamina C**, presente en frutas como los cítricos, ya que desempeña un papel clave en la producción de colágeno, una proteína que ayuda a reparar los tejidos. Explicar esto a los pacientes puede ayudarles a tomar decisiones dietéticas que favorezcan una cicatrización más rápida.

La hidratación también es un aspecto fundamental. Tras una operación, los pacientes suelen estar deshidratados, sobre todo como consecuencia de la anestesia, la medicación o las hemorragias. Es esencial animar al paciente a **beber suficiente agua** a lo largo del día para favorecer la circulación sanguínea, mantener una buena función renal y prevenir el estreñimiento, un efecto secundario frecuente tras la cirugía, sobre todo si se utilizan analgésicos opiáceos. Los cuidadores deben insistir en la importancia de beber con regularidad, adaptándose al mismo tiempo a las necesidades específicas del paciente, como en el caso de determinadas operaciones en las que puede ser necesario restringir el agua, por ejemplo tras una operación de riñón.

El tratamiento **del dolor postoperatorio** es otro aspecto de un estilo de vida saludable después de la cirugía. Aunque el dolor es habitual después de la cirugía, debe controlarse bien para que el paciente pueda moverse y reanudar gradualmente sus actividades cotidianas. El auxiliar de enfermería debe explicar al paciente la importancia de **seguir las prescripciones analgésicas** sin esperar a que el dolor sea demasiado intenso, ya que esto puede retrasar la recuperación. También es importante tranquilizar al paciente diciéndole que el dolor disminuirá con el tiempo y que las técnicas no medicinales, como la relajación o la aplicación de compresas frías o calientes, también pueden ayudar a aliviarlo.

Otro punto crucial en la información que se da a los pacientes se refiere al **tratamiento de las heridas y los apósitos**. Después de una operación, es esencial mantener la herida quirúrgica limpia y seca para evitar infecciones. El cuidador debe explicar detalladamente al paciente cómo **cuidar su cicatriz**, ya sea siguiendo las instrucciones para cambiar los apósitos o evitando ciertas actividades que podrían comprometer la cicatrización. Por ejemplo, suele recomendarse no mojar la herida durante los primeros días y evitar tirar de los puntos levantando objetos pesados. Si los pacientes tienen que manejar ellos mismos sus apósitos en casa, su cuidador debe mostrarles el método correcto para cambiarlos, haciendo hincapié en la importancia de **lavarse las manos** antes y después de cada manipulación para minimizar el riesgo de infección.

Uno de los aspectos más importantes de una vida sana después de una operación es **la movilización progresiva**. Tras una intervención quirúrgica, permanecer en cama demasiado tiempo puede provocar complicaciones como **trombosis venosa profunda**, escaras e infecciones respiratorias. Por lo tanto, es fundamental animar a los pacientes a levantarse y caminar, incluso distancias cortas, tan pronto como sea médicamente posible. Los cuidadores deben asegurar a los pacientes que una actividad física moderada, adaptada a su estado, es beneficiosa para su recuperación. El ejercicio ayuda a estimular la circulación sanguínea, mejorar la función respiratoria y prevenir las complicaciones asociadas a la inmovilidad. En algunos casos, puede ser necesario recomendar ejercicios específicos, como ejercicios de respiración profunda para pacientes sometidos a cirugía torácica o abdominal, para prevenir complicaciones pulmonares.

Sin embargo, también es importante insistir en el **equilibrio entre descanso y actividad**. Aunque la movilización es esencial, el cuerpo también necesita reposo para curarse. Por lo tanto, es necesario explicar a los pacientes que deben respetar los periodos de descanso y que no deben agotarse intentando reanudar sus actividades habituales demasiado rápido. **Un sueño de calidad** es esencial para favorecer el proceso de curación, ya que permite al organismo regenerarse y reforzar sus defensas inmunitarias. El auxiliar de enfermería puede dar consejos para favorecer un buen sueño, como evitar los estimulantes al final del día o crear un ambiente tranquilo propicio al descanso.

Otro punto importante es la **prevención de infecciones**. Tras una operación, el sistema inmunitario puede estar debilitado, lo que hace al paciente más vulnerable a las infecciones. Por ello, los cuidadores deben insistir en la importancia de mantener una buena **higiene personal**, en particular lavándose las manos con regularidad y evitando el contacto con personas enfermas, sobre todo en los primeros días tras la operación. En algunos casos, pueden ser necesarias precauciones específicas, como llevar mascarilla o limitar las visitas, para proteger al paciente. También es fundamental explicar al paciente cómo reconocer los signos de infección, como fiebre, enrojecimiento o secreción de la herida, y qué hacer si se sospecha una infección.

Por último, la gestión de **las emociones y el estrés** es parte integrante de un estilo de vida sano después de la cirugía. La cirugía, incluso la realizada con éxito, puede ser una fuente de ansiedad para el paciente, sobre todo cuando se trata de incertidumbres sobre la recuperación, el dolor o los cambios en su estado de salud. El cuidador debe dedicar tiempo a explicar que el estrés puede ralentizar la recuperación y que es importante adoptar técnicas de relajación, como ejercicios de respiración o momentos regulares de relajación. En algunos casos, el cuidador también puede remitir al paciente a servicios de apoyo psicológico si es necesario.

2. **Ayudar a los pacientes a gestionar su propia salud**
   ◦ Ayudar a comprender los cuidados continuos (sondaje a domicilio, catéteres, etc.)

Ayudar a comprender los cuidados continuados, como el sondaje a domicilio, el manejo de sondas u otros dispositivos médicos, es una tarea esencial para los cuidadores, que debe llevarse a cabo con precisión y claridad. Los cuidados continuados suelen implicar dispositivos médicos utilizados a largo plazo para pacientes con necesidades específicas, como dificultades urinarias, problemas renales u otras afecciones crónicas. El papel del cuidador es ayudar al paciente y a su familia a entender estos cuidados, asegurándose de que se sienten cómodos con el uso, el mantenimiento y el seguimiento de estos dispositivos. Este proceso de apoyo es crucial para prevenir complicaciones, promover la autonomía y garantizar una atención sin problemas en el hogar.

El **primer paso** para ayudar a la gente a entender los cuidados continuados es explicar de forma clara y accesible **cómo funciona el dispositivo** utilizado, ya sea una sonda urinaria, un catéter venoso central o una ostomía. Es esencial que el paciente y su familia entiendan por qué se ha colocado el dispositivo y cómo contribuye a mejorar la salud o la calidad de vida del paciente. Por ejemplo, en el caso del sondaje vesical domiciliario, el cuidador debe explicar que la sonda se utiliza para drenar la orina cuando el paciente no puede hacerlo de forma natural, ya sea por una obstrucción o por parálisis. Comprender esta función ayuda a reducir la ansiedad del paciente, que al principio puede mostrarse reacio a la idea de tener un dispositivo médico permanente.

A continuación, el cuidador debe mostrar **cómo utilizar correctamente** el dispositivo y cómo asegurarse de que funciona correctamente. Por ejemplo, en el caso del sondaje urinario, el cuidador puede explicar cómo colocar correctamente la sonda, cómo vaciar la bolsa colectora y cómo comprobar que la orina drena normalmente sin obstrucciones. Es esencial que cada paso se detalle y se repita tantas veces como sea necesario, asegurándose de que el paciente o su cuidador entienden lo que hay que hacer. A menudo es necesario realizar demostraciones prácticas seguidas de la ejecución de las acciones por parte del paciente o su familia para garantizar que se sientan cómodos y seguros en el manejo del dispositivo.

Otro aspecto importante es **hacer hincapié en las** rigurosas **normas de higiene** que deben observarse para evitar infecciones, sobre todo en el caso de catéteres o sondas. Estos dispositivos médicos implican un acceso directo a los sistemas internos del organismo, lo que los hace especialmente vulnerables a las infecciones. Por ello, los asistentes sanitarios deben insistir en la importancia de lavarse bien las manos antes y después de cada manipulación, así como de desinfectar el material si es necesario. En el caso de un catéter, por ejemplo, es crucial explicar cómo cambiar los apósitos utilizando técnicas estériles, cómo limpiar la salida del catéter y cuándo es necesario ponerse en contacto con un profesional sanitario si hay algún signo de infección (enrojecimiento, dolor, secreción). Estas precauciones ayudan a minimizar el riesgo de infección, al tiempo que tranquilizan a los pacientes sobre su capacidad para manejar este dispositivo en casa.

Uno de los mayores retos de los cuidados continuados suele ser la **gestión de las posibles complicaciones**. Por ello, los cuidadores deben informar a los pacientes y a sus familiares de las señales de alarma a las que deben estar atentos, para poder reaccionar rápidamente si surge un problema. En el caso del sondaje urinario, pueden ser una disminución del flujo de orina, una orina turbia o maloliente, o dolor en la vejiga, lo que puede indicar una obstrucción o una infección. En el caso de una sonda venosa, el paciente y su familia deben conocer los signos de infección local (enrojecimiento, calor, hinchazón) o los signos de una complicación más grave, como embolia o trombosis. Por lo tanto, el cuidador debe proporcionar explicaciones claras sobre estos síntomas, haciendo hincapié en la importancia de **ponerse en contacto rápidamente con un profesional sanitario** si aparecen estos signos.

La **prevención de los problemas asociados a la inmovilidad** es también una parte importante de los cuidados continuados, especialmente para los pacientes encamados o con movilidad limitada. Dispositivos como sondas urinarias o catéteres pueden ser un obstáculo para la movilidad, y el paciente puede mostrarse reacio a moverse por miedo a tirar del dispositivo o dañarlo. El asistente debe explicar entonces cómo movilizar al paciente de forma segura, ajustando la posición de los dispositivos para permitir un cierto nivel de actividad física. Por ejemplo, puede mostrar cómo recolocar una sonda urinaria para evitar tirones, o cómo proteger una sonda al moverse. Fomentar la movilidad es crucial para prevenir complicaciones como las úlceras por presión o las infecciones respiratorias, y también ayuda a mejorar la moral del paciente al permitirle conservar cierto grado de independencia.

También es importante integrar **los cuidados continuados** en la vida diaria del paciente, adaptando las explicaciones a su estilo de vida. El cuidador puede aconsejar al paciente sobre cómo manejar el dispositivo en diferentes situaciones cotidianas, como lavarse, vestirse o incluso salir de casa. Por ejemplo, en el caso de un paciente con una ostomía, es importante explicar cómo mantener la bolsa de ostomía, cómo cambiarla y cómo vivir con este equipo manteniendo una buena calidad de vida. El cuidador también puede dar consejos sobre cómo integrar estos cuidados en una rutina diaria que no sea demasiado restrictiva para el paciente.

Por último, el cuidador debe ofrecer **apoyo psicológico** al paciente, ya que la adaptación a los cuidados permanentes puede ser una fuente de estrés y ansiedad. La presencia de un dispositivo médico permanente, como un catéter o una sonda, puede afectar a la imagen que se tiene de uno mismo y generar preocupaciones sobre el futuro. Por ello, los cuidadores deben fomentar un debate abierto con los pacientes, invitándoles a expresar sus temores y dudas. Respondiendo a las preguntas del paciente con simpatía y tranquilizándole sobre el manejo cotidiano del dispositivo, el cuidador le ayuda a aceptar su nueva situación y a recuperar cierta serenidad. Si es necesario, el cuidador puede remitir al paciente a servicios de apoyo psicológico o a grupos de pacientes con experiencias similares, para que pueda compartir sus sentimientos y recibir consejos prácticos.

　　　　◦　　Garantizar el seguimiento postoperatorio: gestión de citas, control de la recuperación

El **seguimiento postoperatorio** es un paso esencial en el proceso asistencial, diseñado para garantizar que la recuperación de la cirugía se produzca en las mejores condiciones posibles. Los cuidados postoperatorios incluyen la gestión de las citas médicas, el seguimiento de la cicatrización, el control de los síntomas y el apoyo a la recuperación física y psicológica del paciente. El auxiliar de enfermería desempeña un papel clave en esta fase, asegurándose de que el paciente cumple las instrucciones postoperatorias, sigue los tratamientos prescritos y puede hacer preguntas o expresar sus preocupaciones. Esta vigilancia ayuda a prevenir complicaciones y a garantizar que la recuperación transcurra sin contratiempos.

Una de las primeras responsabilidades en los cuidados postoperatorios es **gestionar las citas médicas**. Tras una intervención quirúrgica, los pacientes suelen tener que volver a ver a su cirujano o a otros especialistas, para evaluar la evolución de su recuperación, retirar puntos o ajustar los tratamientos según cambie su estado. El auxiliar de enfermería debe asegurarse de que el paciente está al tanto de estas citas y de que se respetan las fechas. Esto significa recordarle la importancia de estos controles, incluso si el paciente se encuentra bien. Cada cita es una oportunidad para comprobar el progreso de la curación, asegurarse de que el paciente tolera bien los tratamientos e intervenir rápidamente si hay signos de complicaciones. El auxiliar asistencial puede ayudar a coordinar estas citas, sobre todo en el caso de pacientes ancianos o vulnerables que pueden tener dificultades para organizar su seguimiento de forma independiente.

El seguimiento de la cicatrización física, y en particular de la cicatrización, es otra dimensión central del seguimiento postoperatorio. El proceso de cicatrización debe vigilarse de cerca para detectar cualquier infección o complicación local. El auxiliar de enfermería debe asegurarse de que el paciente entiende cómo vigilar la herida y cambiar los apósitos si es necesario. Deben explicar al paciente cuáles son los signos de alarma, como enrojecimiento excesivo, secreción, hinchazón o dolor inusual, que podrían indicar una infección o un problema de cicatrización. En caso de duda, el cuidador debe animar al paciente a que acuda

220

rápidamente al médico, ya que una intervención precoz puede evitar que empeoren las complicaciones. Además, a menudo es necesario recordar al paciente las instrucciones de higiene esenciales para la cicatrización, como mantener la herida limpia y seca, o evitar ciertos movimientos para no tirar de los puntos.

Otro aspecto importante de los cuidados postoperatorios es **el tratamiento del dolor**. Después de la cirugía, es habitual que los pacientes experimenten dolor postoperatorio, aunque éste debería disminuir con el tiempo. Es esencial explicar al paciente que el dolor puede controlarse con la medicación prescrita, y que el tratamiento del dolor es esencial para permitir una movilización gradual. El cuidador también debe asegurarse de que el paciente toma los analgésicos tal y como se le han recetado, al tiempo que se asegura de que entiende cómo ajustar la dosis a medida que el dolor progresa. Si el dolor persiste o empeora más de lo esperado, es importante informar rápidamente al equipo médico, ya que podría indicar una complicación.

También es crucial **vigilar el estado general del paciente** tras la operación. La cirugía, sobre todo la cirugía mayor, puede afectar a todo el cuerpo, por lo que es importante vigilar las constantes vitales y el estado general del paciente en los días y semanas posteriores. Esto incluye controlar la temperatura para detectar infecciones, comprobar la función respiratoria, especialmente si el paciente ha estado bajo anestesia general, y evaluar la circulación sanguínea, sobre todo para prevenir complicaciones como la trombosis. El cuidador debe animar al paciente a ser consciente de su cuerpo e informar de cualquier sensación anormal, como dificultad para respirar, hinchazón de las piernas o cansancio excesivo, que pueda requerir intervención médica.

La **movilización progresiva** del paciente es otro elemento clave del seguimiento postoperatorio. Tras una operación, el riesgo de inmovilización prolongada es un factor de complicaciones como las escaras o las embolias pulmonares. El asistente debe animar al paciente a ponerse en movimiento lo antes posible, respetando por supuesto las instrucciones médicas y adaptando la actividad a las capacidades del paciente. Esto puede implicar dar unos pasos en la habitación, y luego caminar por los pasillos del hospital o del domicilio, según el estado del paciente. La movilidad favorece una mejor circulación sanguínea, acelera la recuperación muscular y contribuye a mejorar el estado de ánimo del paciente. El auxiliar de enfermería debe acompañar esta movilización con cuidado, procurando no sobrepasar los límites del esfuerzo que puede realizar el paciente.

El apoyo psicológico tras una operación es tan importante como el seguimiento físico. Una operación, aunque haya tenido éxito, puede ser una fuente de estrés y ansiedad para el paciente, sobre todo cuando se enfrenta al dolor, a la incertidumbre sobre la recuperación o a la reanudación de sus actividades normales. El auxiliar de enfermería debe escuchar las preguntas y preocupaciones del paciente, tranquilizarle y ofrecerle respuestas adecuadas. La convalecencia a veces puede parecer larga, y los pacientes pueden sentirse frustrados o desanimados. Ofreciendo apoyo moral y fomentando los intercambios regulares, el auxiliar de enfermería ayuda al paciente a mantener un estado de ánimo positivo y a esperar la recuperación.

Informar a los pacientes y sus familias sobre los cuidados continuos también forma parte del seguimiento postoperatorio. En algunos casos, tras el alta hospitalaria se requieren cuidados específicos a domicilio, como el cambio de vendajes, el manejo de un catéter o la toma de medicación a horas determinadas. El asistente debe asegurarse de que el paciente y su familia entienden perfectamente estos cuidados, mostrándoles los pasos correctos y animándoles a hacer preguntas. A menudo es útil proporcionar apoyo escrito u hojas prácticas para que el paciente y su familia tengan un recordatorio de los pasos a seguir cuando vuelvan a casa. Esto ayuda a garantizar que los cuidados se llevan a cabo correctamente y aumenta la autonomía del paciente en su cuidado.

Por último, es fundamental abordar la **prevención de complicaciones a largo plazo**. Algunas intervenciones quirúrgicas, como las ortopédicas o las cardiovasculares, requieren ajustes en el estilo de vida para optimizar la recuperación y evitar recidivas. El asistente sanitario puede aconsejar al paciente sobre aspectos como la dieta, el abandono del tabaco, el control del peso o la introducción de una rutina de actividad física adecuada. Al asegurarse de que el paciente comprende la importancia de estas medidas preventivas, el asistente ayuda a reducir el riesgo de complicaciones futuras y a mejorar su salud a largo plazo.

3. **Trabajar con enfermeras y médicos para proporcionar educación terapéutica**
   ◦ Organizar sesiones informativas para los pacientes

Organizar sesiones informativas para los pacientes es una parte esencial para ayudarles a entender su enfermedad, los tratamientos que reciben y los cuidados que deben seguir. Estas sesiones desempeñan un papel clave para reforzar la comunicación entre cuidadores y pacientes, aumentar la adherencia al tratamiento y ayudarles a gestionar su enfermedad de forma más eficaz. Permiten transmitir información compleja de forma clara y accesible, al tiempo que ofrecen a los pacientes un espacio para hacer preguntas y expresar sus preocupaciones. La organización de este tipo de sesiones requiere una preparación cuidadosa y un enfoque adaptado a las distintas necesidades de los pacientes.

El primer paso para organizar con éxito una sesión informativa es **definir claramente los objetivos**. Es esencial saber qué tipo de información hay que comunicar. ¿Se trata de explicar una patología concreta, detallar un tratamiento específico o proporcionar información sobre el manejo de un dispositivo médico como un catéter o un estoma? Los objetivos deben centrarse en las necesidades de los pacientes, y cada sesión debe centrarse en información práctica y directamente aplicable a su situación. Por ejemplo, en una sesión para pacientes diabéticos, el objetivo podría ser enseñarles a controlar sus niveles de azúcar en sangre, comprender la importancia de la nutrición y saber administrarse la insulina de forma independiente.

En segundo lugar, es crucial adaptar el **método de enseñanza** al nivel de comprensión del paciente. No todo el mundo tiene los mismos conocimientos médicos ni se siente igual de cómodo con los términos técnicos. Por tanto, es esencial elegir **un lenguaje claro y sencillo**, evitando términos demasiado complejos o jergosos. Las explicaciones deben adaptarse a cada tipo de público, ya sean adultos mayores, jóvenes o niños, teniendo en cuenta la capacidad de cada persona para asimilar la información. Para garantizar una mejor comprensión, puede ser especialmente útil el uso de ayudas visuales como **presentaciones de diapositivas, vídeos o diagramas ilustrativos**. Por ejemplo, para explicar el tratamiento con insulina, mostrar un diagrama del páncreas y cómo funciona la insulina en el organismo puede ayudar a hacer los conceptos más tangibles y concretos.

La **estructura de la sesión** debe estar bien pensada para garantizar que la información se transmite progresivamente y de forma accesible. Es importante empezar la sesión con una **introducción sencilla y clara** al tema, explicando los objetivos de la reunión. A continuación, conviene organizar la información en etapas lógicas y coherentes. Por ejemplo, en una sesión sobre el tratamiento del dolor postoperatorio, puede ser una buena idea empezar con una explicación de las causas del dolor, antes de pasar a detallar las opciones medicinales y no medicinales para tratarlo. Una sesión bien estructurada facilita que los pacientes sigan el razonamiento y adquieran la información de forma fluida y progresiva.

Un aspecto fundamental de estas sesiones es **fomentar la interactividad**. No se trata sólo de transmitir información, sino también de crear un foro en el que los pacientes puedan hacer preguntas y compartir sus experiencias. Las sesiones informativas deben incluir sesiones **de preguntas y respuestas**, en las que los pacientes tengan la oportunidad de pedir aclaraciones sobre lo que no hayan entendido o de expresar sus preocupaciones personales. El cuidador o profesional sanitario que dirija la sesión debe ser un oyente activo, paciente, y responder a las preguntas de forma clara y tranquilizadora. Esto no sólo ayuda a reforzar la comprensión de la información, sino que también contribuye a establecer un clima de confianza y seguridad para los pacientes.

También es esencial **implicar a familiares y cuidadores** en estas sesiones, ya que a menudo desempeñan un papel clave en la gestión diaria de la enfermedad. Al explicar los cuidados y el tratamiento a sus familiares, éstos pueden apoyar mejor al paciente, ya sea en la gestión del tratamiento en casa, en la organización de los cuidados o en el seguimiento de las citas médicas. Por ejemplo, en una sesión sobre el cuidado de un paciente tras una operación de corazón, la familia debe comprender la importancia de vigilar ciertos signos de alarma, como el dolor torácico o la falta de aliento. Al incluir a los familiares en la educación terapéutica, creamos un sistema de apoyo más sólido en torno al paciente, lo que aumenta las posibilidades de seguir las recomendaciones y evitar complicaciones.

También es importante **proporcionar material escrito** o documentos para llevarse al final de cada sesión. Estos documentos pueden resumir los puntos clave de la sesión, reiterar las instrucciones esenciales u ofrecer consejos prácticos sobre cómo gestionar mejor la vida diaria con la enfermedad. Sirven de referencia a los pacientes cuando vuelven a casa y les ayudan a aplicar los conocimientos adquiridos. Estos materiales deben estar escritos en un lenguaje sencillo y, si es posible, ilustrados, para que sean fáciles de entender y consultar. Por ejemplo, una guía de uso de un glucómetro para un paciente diabético podría incluir instrucciones paso a paso con ilustraciones para cada fase.

La **frecuencia de las sesiones informativas** también debe adaptarse a las necesidades de los pacientes. Para algunos, una sola sesión puede ser suficiente para comprender los cuidados o el tratamiento, pero para otros pueden ser necesarias sesiones periódicas de seguimiento, sobre todo si el tratamiento de la enfermedad es complejo o progresivo. Por ejemplo, en el caso de pacientes con enfermedades crónicas como insuficiencia renal o cáncer, las sesiones periódicas pueden ayudar a ajustar la información a medida que cambia su estado o se dispone de nuevas opciones de tratamiento.

Otro punto que no debe pasarse por alto es la importancia de ofrecer un **espacio de apoyo emocional** durante estas sesiones. Los pacientes, especialmente los que padecen enfermedades crónicas o graves, pueden sentirse ansiosos o estresados cuando se enfrentan a un tratamiento. Estas sesiones informativas brindan la oportunidad de abordar estos aspectos emocionales y ofrecer apoyo psicológico. El cuidador puede, por ejemplo, tranquilizar al paciente diciéndole que es normal sentirse abrumado al principio y que, con el tiempo, la gestión de los cuidados le resultará más familiar y menos estresante. También pueden ofrecerse recursos adicionales, como grupos de apoyo o asociaciones de pacientes, para que los participantes puedan hablar con otras personas que estén pasando por experiencias similares.

Por último, es importante **pedir la opinión de** los pacientes al final de las sesiones. Pedirles su opinión sobre la claridad de la información facilitada, sobre los aspectos que les han parecido más útiles o sobre los puntos que podrían mejorarse permite adaptar las futuras sesiones a sus necesidades reales. De este modo se garantiza la mejora continua de las sesiones y que el contenido siga siendo pertinente y eficaz para cada grupo de pacientes.

- ◦ Adaptar el discurso al nivel de comprensión del paciente

Adaptar el mensaje al nivel de comprensión del paciente es una habilidad fundamental para todos los cuidadores. Cada paciente tiene capacidades cognitivas, conocimientos médicos y experiencias diferentes, lo que significa que no se puede comunicar el mismo mensaje de manera uniforme a todos. El objetivo es garantizar que todos los pacientes, sea cual sea su nivel educativo o su estado de salud, comprendan perfectamente los cuidados y el tratamiento que se les ofrece. Esto no sólo es esencial para una buena atención médica, sino que también ayuda a aumentar la confianza del paciente, fomentar la adherencia al tratamiento y reducir la ansiedad.

El primer paso para adaptar su discurso es **evaluar el nivel de comprensión del paciente**. Para ello, se le pueden hacer preguntas sencillas sobre sus conocimientos acerca de su propia enfermedad o tratamiento. Por ejemplo, en el caso de un paciente diabético, el cuidador puede preguntarle qué sabe sobre la gestión de sus niveles de azúcar en sangre o los alimentos que puede comer. Este enfoque ayuda a calibrar el punto de partida del paciente, sin que se sienta incómodo o juzgado. Otra forma de evaluar la comprensión es observar la reacción del paciente durante las explicaciones: si parece confuso o hace muchas preguntas adicionales, puede indicar que necesita más explicaciones o un lenguaje simplificado.

Una vez evaluado el nivel de comprensión, es esencial **simplificar el lenguaje utilizado**. Los términos médicos, a menudo complejos y técnicos, pueden confundir fácilmente a los pacientes que no están familiarizados con el vocabulario médico. Por eso es importante traducir estos términos a palabras sencillas y comprensibles. Por ejemplo, en lugar de decir "trombosis venosa", se puede decir "coágulo de sangre" y explicar que bloquea el flujo de sangre por las venas. Utilizar términos cotidianos facilita la comprensión y ayuda a los pacientes a entender mejor su enfermedad o tratamiento. También es útil comprobar regularmente que el paciente sigue correctamente las explicaciones pidiéndole que reformule lo que ha entendido.

Utilizar **metáforas o analogías** es otro método eficaz para ayudar a los pacientes a entender conceptos complejos. Comparar el cuerpo humano con algo más familiar puede mejorar mucho la comprensión. Por ejemplo, para explicar cómo funcionan las arterias obstruidas por la placa de colesterol, podemos utilizar la analogía de las tuberías de agua obstruidas por la cal, explicando que el flujo de agua (o sangre) se hace más difícil cuando hay una obstrucción. Estas imágenes mentales facilitan la comprensión al vincular conceptos abstractos con experiencias más concretas y familiares para el paciente.

Además de simplificar el lenguaje, es fundamental adaptar **la cantidad de información** facilitada. Algunos pacientes pueden sentirse abrumados si se les da demasiada información de golpe, sobre todo después de diagnosticar una enfermedad o antes de una intervención quirúrgica. En estos casos, es importante **equilibrar las explicaciones**, introduciendo primero los conceptos más esenciales antes de pasar a detalles más complejos. Por ejemplo, para un paciente que va a someterse a una intervención quirúrgica, puede ser más tranquilizador empezar explicando los objetivos de la operación y los beneficios esperados antes de pasar a detallar los aspectos técnicos del procedimiento. Dividir las explicaciones en etapas facilita la digestión de la información y evita que el paciente se sienta perdido o ansioso.

Otro aspecto importante es asegurarse de que **la información se repite y se vuelve a explicar** si es necesario. Algunos pacientes, sobre todo los que están estresados o cansados, pueden tener dificultades para retener la información. Así que no dude en repetir las explicaciones varias veces, utilizando palabras diferentes o ejemplos concretos. Además, suele ser útil ofrecer **ayudas escritas o visuales** para complementar las explicaciones orales. Estas ayudas permiten a los pacientes releer y asimilar la información a su propio ritmo, una vez de vuelta en casa. Por ejemplo, una guía ilustrada para controlar la diabetes, con imágenes sencillas e instrucciones paso a paso, puede ser una herramienta valiosa para ayudar a los pacientes a entender mejor cómo medir sus niveles de azúcar en sangre o ajustar su dieta.

También es esencial **adaptar el discurso al estado emocional del paciente**. Cuando un paciente está ansioso, asustado o alterado por un diagnóstico, su capacidad para comprender y asimilar la información puede verse mermada. En estas situaciones, es importante adoptar un tono tranquilizador, mostrar empatía y tomarse el tiempo necesario para responder a todas sus preguntas. A menudo es útil desglosar la información y no sobrecargar al paciente con demasiados detalles, sobre todo cuando se encuentra en estado de shock. Por ejemplo, tras un diagnóstico de cáncer, el cuidador puede centrarse primero en el apoyo emocional y la información práctica inmediata, como las primeras fases del tratamiento, para volver después a los detalles técnicos de las opciones terapéuticas.

Implicar a la **familia o a los amigos íntimos** también puede ayudar a adaptar el mensaje. Algunos pacientes, sobre todo los ancianos o débiles, pueden tener dificultades para asimilar la información por sí solos. Implicar a un familiar en las conversaciones garantiza que otra persona entiende las instrucciones y puede ayudar al paciente a gestionar sus cuidados en casa. Es más, los familiares pueden hacer preguntas adicionales que el paciente quizá no se atreva a hacer por sí mismo, o aclarar puntos que el paciente quizá no haya entendido. Esto garantiza una mejor continuidad de los cuidados y el seguimiento tras la consulta.

Por último, para asegurarse de que el discurso está bien adaptado al paciente, es importante **pedirle su opinión**. Animar al paciente a expresar lo que ha entendido o lo que sigue sin estar claro permite al cuidador reajustar su discurso en tiempo real. También ayuda a establecer una dinámica en la que el paciente se sienta cómodo haciendo preguntas y tomando parte activa en la gestión de su propia salud. Por ejemplo, tras explicar un tratamiento farmacológico, el cuidador puede preguntar al paciente: "¿Le queda claro? ¿Hay algo que quiera que le aclare?". Esto demuestra al paciente que sus preguntas y dudas son legítimas y que el cuidador está ahí para ayudarle a entender, sin juzgarle.

Conclusión: El futuro de el ordenado en urología

1. **Retos futuros de la atención urológica**
   ◦ Envejecimiento de la población y aumento de las patologías urológicas

El **envejecimiento de la población** es un fenómeno mundial que está teniendo un gran impacto en el sistema sanitario, especialmente en el campo de la urología. Con el aumento de la esperanza de vida, cada vez más personas llegan a la vejez, y este envejecimiento va acompañado de un aumento significativo de las **patologías urológicas**. Estas afecciones, que afectan principalmente al aparato urinario y a los órganos reproductores masculinos, son cada vez más frecuentes a medida que la población envejece. Como especialidad médica, la urología debe adaptarse para hacer frente a esta realidad, ya que enfermedades como los trastornos de próstata, la incontinencia urinaria y la insuficiencia renal afectan a un número cada vez mayor de ancianos, que requieren cuidados específicos y a menudo prolongados.

Una de las afecciones urológicas más frecuentes en los ancianos es **la hiperplasia benigna de próstata (HBP)**, un agrandamiento de la glándula prostática. Esta afección, que afecta a casi todos los hombres mayores de 50 años, puede provocar dificultades urinarias, como ganas frecuentes de orinar, baja presión del chorro de orina o sensación de vaciado incompleto de la vejiga. Aunque benigna, la HBP puede afectar significativamente a la calidad de vida de los hombres, perturbando su sueño y limitando sus actividades cotidianas. A medida que la población envejece, esta afección es cada vez más frecuente, y los servicios de urología tienen que adaptar su tratamiento para satisfacer las necesidades de una población que envejece. El tratamiento puede ser médico o, en algunos casos, quirúrgico, y a menudo requiere un seguimiento regular para controlar la evolución de la enfermedad.

El cáncer de próstata es otra patología urológica directamente relacionada con la edad. Es el cáncer más frecuente en los hombres y su incidencia aumenta con la edad, afectando principalmente a los varones mayores de 65 años. Mientras que algunos cánceres de próstata progresan lentamente y requieren simplemente una vigilancia activa, otros pueden ser más agresivos y requerir un tratamiento rápido, con tratamientos que van desde la cirugía a la radioterapia o la hormonoterapia. El envejecimiento de la población está provocando un aumento del número de casos diagnosticados cada año, lo que plantea retos en términos de detección precoz y tratamiento adecuado. El reto para los cuidadores es ofrecer un enfoque individualizado, teniendo en cuenta la edad biológica del paciente, otras comorbilidades y las preferencias en cuanto a calidad de vida.

La incontinencia urinaria, otra afección frecuente entre las personas mayores, afecta tanto a hombres como a mujeres. Con la edad, los músculos del suelo pélvico y de la vejiga pierden tono, lo que puede provocar pérdidas involuntarias de orina, sobre todo al realizar esfuerzos físicos, toser o estornudar (incontinencia de esfuerzo). Esta afección no sólo es físicamente embarazosa, sino que también puede tener un impacto psicológico importante, causando vergüenza, pudor y, a veces, **aislamiento social**. El envejecimiento de la población está aumentando considerablemente la prevalencia de esta afección, lo que obliga a los profesionales sanitarios a adaptar sus estrategias de tratamiento. Estas estrategias van desde la reeducación perineal hasta los tratamientos médicos, pasando por dispositivos como catéteres o absorbentes, y a veces la cirugía.

Además de los problemas de próstata y la incontinencia, el envejecimiento se asocia a un **mayor riesgo de infecciones urinarias**. En las personas mayores, las infecciones del tracto urinario, como la cistitis, son frecuentes debido a una serie de factores. La disminución de la función inmunitaria relacionada con la edad, la retención urinaria debida a afecciones como la HBP y el uso de dispositivos médicos como las sondas urinarias aumentan el riesgo de infección. Estas infecciones pueden dar lugar a complicaciones graves, como la sepsis urinaria, y deben tratarse rápidamente. La infección urinaria en los ancianos también puede causar síntomas atípicos, como confusión, lo que dificulta el diagnóstico. La prevención, que incluye una hidratación adecuada y un seguimiento regular, es esencial para reducir la aparición de estas infecciones.

La insuficiencia renal crónica es otra afección urológica comúnmente asociada al envejecimiento. La función renal disminuye de forma natural con la edad, y en algunas personas este declive puede verse acelerado por enfermedades crónicas como la hipertensión o la diabetes, que también aumentan con la edad. La insuficiencia renal puede progresar lentamente y sin síntomas hasta alcanzar una fase avanzada, por lo que las revisiones periódicas son cruciales para las personas mayores. Cuando la función renal está muy deteriorada, pueden ser necesarios tratamientos como la diálisis o el trasplante de riñón, aunque estas opciones no siempre son factibles o deseadas por los pacientes mayores, debido a su fragilidad general. Por tanto, el tratamiento de la insuficiencia renal en los ancianos requiere un enfoque multidisciplinar, que tenga en cuenta no sólo la función renal, sino también el estado general de salud y la calidad de vida del paciente.

El **envejecimiento de la población** también plantea retos específicos para los cuidados paliativos urológicos. Muchas afecciones urológicas de los ancianos, como el cáncer avanzado o la insuficiencia renal terminal, requieren cuidados al final de la vida que deben adaptarse a las necesidades individuales de cada paciente. Los cuidados paliativos pretenden aliviar el dolor y otros síntomas, al tiempo que ofrecen apoyo emocional y psicológico a los pacientes y sus familias. El papel del equipo sanitario es proporcionar una atención centrada en la calidad de vida, teniendo en cuenta los deseos de los pacientes respecto al final de su vida, al tiempo que se garantiza que el tratamiento se ajusta a sus necesidades y valores.

Por último, el envejecimiento de la población obliga a replantearse los **servicios sanitarios** para hacer frente al aumento de las patologías urológicas. No sólo es necesario que los profesionales sanitarios estén formados en las especificidades de la atención urológica a las personas mayores, sino también que dispongan de los recursos adecuados para prestar una asistencia eficaz. La prevención y la detección precoz son esenciales para minimizar las complicaciones, pero para ello se necesitan infraestructuras capaces de gestionar la creciente demanda. Además, con el aumento de las patologías crónicas, resulta crucial desarrollar estrategias para optimizar la atención domiciliaria y reducir los ingresos hospitalarios, ofreciendo a los pacientes mayores soluciones de seguimiento a largo plazo.

  ◦ Evolución de las técnicas de asistencia y robotización

El **desarrollo de las técnicas asistenciales** y el auge de **la robotización** en el ámbito médico marcan un importante punto de inflexión en la forma de atender y tratar a los pacientes. Estos avances tecnológicos han transformado las prácticas médicas, mejorando la precisión de las intervenciones, reduciendo los riesgos para los pacientes y optimizando los procesos asistenciales. Mientras la tecnología sigue avanzando a un ritmo constante, ofrece nuevas posibilidades para una atención más eficaz, menos invasiva y mejor adaptada a las necesidades individuales. Sin embargo, estas innovaciones también plantean retos, sobre todo en términos de formación, accesibilidad y relación entre el cuidador y el paciente.

Uno de los avances más significativos de la atención médica es la **introducción de la robótica quirúrgica**. Desde las primeras intervenciones asistidas por robot, esta tecnología se ha desarrollado rápidamente hasta convertirse en una herramienta esencial en determinadas disciplinas, como la urología, la cirugía cardíaca y la cirugía ortopédica. El **robot Da Vinci**, por ejemplo, es uno de los sistemas más utilizados en hospitales de todo el mundo. Permite a los cirujanos realizar operaciones complejas con **mayor precisión** y **visualización en 3D**. Gracias a sus brazos articulados de gran precisión, este robot ofrece mayor libertad de movimiento que la mano humana y reduce el temblor natural del cirujano. Esto significa que operaciones delicadas como la prostatectomía o la cirugía renal pueden realizarse de forma mucho menos invasiva que con las técnicas tradicionales. Los pacientes se benefician de **incisiones más pequeñas, menos hemorragias, menos dolor postoperatorio** y **un tiempo de recuperación más corto**.

Además de la robótica, el **desarrollo de técnicas quirúrgicas mínimamente invasivas** ha transformado radicalmente la forma de operar. La cirugía laparoscópica, que consiste en operar a través de pequeñas incisiones utilizando una cámara e instrumentos finos, se ha convertido en una alternativa habitual a la cirugía abierta. Esta técnica no sólo reduce las cicatrices y el riesgo de complicaciones, sino que también acorta la estancia hospitalaria. Para los pacientes, estos avances suponen una mejor experiencia postoperatoria y una vuelta más rápida a la vida normal. Combinada con la robotización, la laparoscopia asistida por robot representa un paso más hacia unos cuidados cada vez más sofisticados y menos traumáticos para el organismo.

La **inteligencia artificial (IA)** también desempeña un papel cada vez más importante en el desarrollo de técnicas sanitarias. Se utiliza para **analizar cantidades ingentes de datos médicos**, ayudar en el diagnóstico, la toma de decisiones terapéuticas e incluso predecir los resultados de los tratamientos. Por ejemplo, en el campo de la imagen médica, los algoritmos de IA pueden analizar escáneres o resonancias magnéticas para detectar anomalías, como tumores, más rápido y a veces con más precisión que el ojo humano. Esto permite **una detección más precoz** e **intervenciones más específicas**. En oncología, la IA se utiliza para personalizar los tratamientos según el perfil genético del paciente, optimizando las posibilidades de éxito. También en los hospitales, la IA ayuda a **optimizar la gestión de recursos**, programando citas, gestionando los flujos de pacientes o controlando las existencias de medicamentos.

En el campo de **la rehabilitación y la fisioterapia**, la robotización también ha aportado importantes innovaciones. Actualmente se utilizan **exoesqueletos** para ayudar a los pacientes a recuperar la movilidad tras accidentes o intervenciones quirúrgicas. Estos dispositivos, que sujetan las extremidades del cuerpo al tiempo que facilitan el movimiento, permiten a los pacientes **aprender a andar de nuevo** o recuperar el uso de sus extremidades con ayuda robótica. Los robots de rehabilitación están programados para adaptarse a los progresos del paciente, aumentando o disminuyendo la asistencia según sea necesario. Esta tecnología abre nuevas perspectivas para los pacientes que sufren parálisis parcial o total, favoreciendo una recuperación más rápida y eficaz.

Los avances tecnológicos no se limitan a la cirugía o la rehabilitación. En el campo de **la enfermería**, la robotización también empieza a desempeñar un papel importante, sobre todo con la aparición de **robots de asistencia** que ayudan al personal de enfermería en las tareas cotidianas. Estos robots pueden transportar medicamentos, trasladar a pacientes encamados o realizar rondas de vigilancia. Al liberar tiempo del personal asistencial, estas tecnologías permiten a enfermeras y celadores concentrarse más en los cuidados humanos, como escuchar a los pacientes y prestarles apoyo psicológico. La robotización en este ámbito contribuye a **optimizar la gestión hospitalaria** y a **reducir la fatiga física** de los cuidadores, al tiempo que garantiza un seguimiento riguroso de las tareas logísticas.

Junto a la robotización, el **desarrollo de tecnologías de monitorización remota** también está revolucionando la gestión de pacientes crónicos y el seguimiento postoperatorio. Gracias a dispositivos conectados, como sensores o relojes inteligentes, ahora es posible controlar las constantes vitales de los pacientes en casa. Esto incluye el control de la presión arterial, la frecuencia cardíaca, los niveles de oxígeno o los niveles de azúcar en sangre. Estos datos se transmiten en tiempo real a los médicos, que pueden intervenir rápidamente en caso de anomalía. Esto supone **menos hospitalizaciones** y una **gestión** más **proactiva de los** pacientes, sobre todo los que padecen enfermedades crónicas como diabetes o insuficiencia cardíaca. El resultado es una atención más personalizada, con un seguimiento continuo que mejora la calidad de vida de los pacientes al tiempo que optimiza el uso de los recursos médicos.

Sin embargo, el auge de la robotización y las nuevas tecnologías en la sanidad también plantea **retos**. En primer lugar, está la cuestión de la **formación**. Los cuidadores, ya sean médicos, enfermeros o auxiliares, necesitan adquirir nuevas competencias para utilizar estas tecnologías con seguridad y eficacia. La capacitación para manejar robots quirúrgicos, por ejemplo, requiere una formación específica y rigurosa. Además, los profesionales sanitarios deben ser capaces de trabajar en colaboración con los sistemas de IA, conservando al mismo tiempo su criterio clínico y su papel central en la relación con el paciente.

El otro reto es **la accesibilidad**. Aunque la robotización y las tecnologías avanzadas ofrecen cuidados de vanguardia, a menudo son caras y no siempre accesibles en todos los centros sanitarios, sobre todo en las zonas rurales o los países en desarrollo. Por tanto, es esencial encontrar soluciones para democratizar estas tecnologías, de modo que beneficien al mayor número posible de personas y no amplíen aún más las desigualdades en el acceso a la atención sanitaria.

Por último, la cuestión de la **relación entre el cuidador y el paciente** sigue siendo crucial. Aunque la robotización y la IA están mejorando la eficiencia y la precisión de los cuidados, es importante preservar su humanidad. Las tecnologías no deben sustituir la interacción humana, sino apoyarla, permitiendo a los cuidadores dedicar más tiempo a escuchar, empatizar y apoyar a los pacientes.

2. El creciente papel del auxiliar de cuidados en un contexto médico cambiante

○ Hacia una mayor responsabilidad en la asistencia

La tendencia hacia **una mayor responsabilidad en la asistencia** marca un cambio profundo en la forma en que los pacientes participan en la gestión de su propia salud. En el pasado, la relación médico-paciente se basaba en una dinámica jerárquica en la que el paciente solía ser pasivo y dependía de las decisiones tomadas por los profesionales sanitarios. Hoy, gracias a los cambios en las actitudes, las tecnologías y las prácticas médicas, se anima cada vez más a los pacientes a desempeñar un papel activo en su atención. Este mayor empoderamiento se basa en la idea de que los pacientes, como actores de su propia salud, están mejor situados para tomar decisiones informadas, gestionar su bienestar cotidiano y prevenir proactivamente las complicaciones.

La primera palanca de este creciente sentido de la responsabilidad es el **acceso a la información**. Internet y las nuevas tecnologías han cambiado profundamente el acceso a los conocimientos médicos. Los pacientes pueden ahora buscar información sobre sus enfermedades, sus tratamientos y las opciones asistenciales disponibles. Esta **democratización de la información médica** permite a las personas comprender mejor su estado de salud y hacer preguntas más pertinentes a su médico. Sin embargo, uno de los retos es garantizar que los pacientes tengan acceso a información fiable y validada, ya que la gran cantidad de información en línea es a menudo difícil de clasificar. Por eso, los profesionales sanitarios tienen un papel esencial a la hora de orientar a los pacientes hacia fuentes de información creíbles y ayudarles a interpretar estos datos adecuadamente.

Este empoderamiento también implica **una comunicación entre cuidadores y pacientes**, que debe ser más abierta y colaborativa. Las decisiones médicas ya no están únicamente en manos de los cuidadores. Hoy en día, la medicina se orienta hacia un enfoque cada vez más **asociativo**, en el que el paciente participa en todas las etapas del proceso asistencial. Esto significa dar al paciente el poder de participar en las decisiones que le afectan, ya se trate de elegir un tratamiento, controlar su dolor o planificar una operación. Los cuidadores deben ser capaces de explicar con claridad las opciones disponibles y ayudar al paciente a tomar decisiones con conocimiento de causa. Esto genera confianza entre paciente y cuidador, al tiempo que anima a los pacientes a asumir un papel activo en su recuperación o en la gestión de su enfermedad.

Otro aspecto clave de este mayor sentido de la responsabilidad **es la educación terapéutica**. No basta con que los pacientes estén informados sobre su enfermedad; también deben estar capacitados para gestionar eficazmente su estado en el día a día. La educación terapéutica pretende dotar al paciente de las habilidades necesarias para controlar su estado de salud, ajustar su tratamiento si es necesario y prevenir complicaciones. Por ejemplo, para un paciente diabético, esto significa aprender a medir los niveles de azúcar en sangre, adaptar su dieta y administrarse insulina según sus necesidades. Esta capacitación permite a los pacientes controlar mejor su salud, reducir su dependencia del sistema sanitario y evitar hospitalizaciones evitables.

Las tecnologías conectadas, como los **dispositivos de monitorización a distancia**, también han contribuido a que los pacientes sean más responsables. Los dispositivos conectados, como smartwatches, tensiómetros y medidores de glucosa, permiten a los pacientes controlar sus parámetros de salud en tiempo real y transmitir esta información a su equipo médico. Esta monitorización continua ayuda a los pacientes a **anticiparse a los problemas de salud** antes de que se vuelvan críticos. Por ejemplo, un paciente cardíaco puede controlar su frecuencia cardíaca y detectar anomalías antes de que se produzca una crisis. Al dar a los pacientes una mayor responsabilidad en la gestión de su salud diaria, estas tecnologías fomentan un enfoque más proactivo y ayudan a prevenir muchas complicaciones.

La responsabilidad asistencial no se limita a la gestión de las enfermedades crónicas. También desempeña un papel crucial en la **prevención**. Al animar a las personas a responsabilizarse de su estilo de vida (dieta, actividad física, consumo de alcohol y tabaco), los cuidadores les ayudan a darse cuenta de que tienen un papel que desempeñar en el mantenimiento de su salud. Las campañas de prevención y educación sobre comportamientos de riesgo pretenden concienciar a la gente de la importancia de sus decisiones cotidianas. Por ejemplo, la lucha contra el tabaquismo o la promoción del ejercicio físico pretenden concienciar a las personas de sus responsabilidades haciéndoles comprender que tienen una influencia directa en su salud futura. Al sensibilizar a la población sobre los riesgos y los comportamientos protectores, animamos a todos a responsabilizarse de su propia salud y a tomar medidas para preservar su bienestar.

La **gestión de la medicación** es otro ámbito en el que la capacitación desempeña un papel importante. Cada vez se anima más a los pacientes a comprender la importancia de su tratamiento y a seguirlo rigurosamente. La adherencia es una cuestión clave para garantizar la eficacia de los tratamientos, sobre todo en el caso de las enfermedades crónicas. Los pacientes no sólo tienen que entender por qué toman un medicamento, sino también ser conscientes de las consecuencias de un mal cumplimiento. En el caso de la hipertensión, por ejemplo, no tomar la medicación correctamente puede provocar complicaciones graves, como un ictus. Reforzando este sentido de la responsabilidad, los cuidadores pretenden reducir los riesgos de la falta de adherencia y mejorar los resultados terapéuticos.

Sin embargo, este mayor empoderamiento conlleva sus **retos**. No todos los pacientes tienen la misma capacidad para apropiarse de la información o gestionar su salud de forma independiente. Las personas mayores, por ejemplo, pueden necesitar apoyo adicional para comprender y aplicar las recomendaciones médicas, sobre todo cuando se trata de manejar dispositivos conectados o de controlar parámetros de salud. Del mismo modo, las personas con bajos niveles de alfabetización sanitaria pueden tener dificultades para navegar por la información médica y comprender los aspectos relacionados con su tratamiento. En estos casos, es esencial que los cuidadores adapten su enfoque para satisfacer las necesidades específicas de cada paciente, teniendo en cuenta su nivel de comprensión y su contexto social.

Por último, la responsabilidad del paciente en los cuidados debe **equilibrarse** siempre con el apoyo constante de los cuidadores. Es importante no transferir toda la responsabilidad de la salud a los hombros de los pacientes, ya que esto podría generar presión o ansiedad. El empoderamiento debe verse como una **asociación** entre el paciente y el equipo sanitario, en la que se anima al paciente a desempeñar un papel activo, pero puede contar con el apoyo y el asesoramiento de los profesionales sanitarios que le acompañan a lo largo de su recorrido asistencial.

       ◦   Ayudar a los pacientes a gestionar su propia salud

Ayudar a los pacientes a gestionar su propia salud es un proceso clave en la evolución de la atención médica moderna. La autogestión, que se basa en la idea de que los pacientes asuman un papel activo en la gestión de su propio bienestar, no significa que los cuidadores se eliminen de la ecuación. Al contrario, se trata de una colaboración en la que los cuidadores proporcionan a los pacientes los conocimientos, las herramientas y el apoyo que necesitan para gestionar su salud de forma independiente y eficaz. Este modelo no sólo mejora la calidad de vida de los pacientes, sino que también aumenta su confianza en sí mismos, al tiempo que reduce la dependencia de la atención médica constante.

La autogestión de la salud empieza por **una educación terapéutica exhaustiva**. Los pacientes deben comprender su enfermedad, sus síntomas, los riesgos que conlleva y lo que pueden hacer para prevenir complicaciones. Para ello, el cuidador o el profesional sanitario deben ser capaces de **explicar la información médica de** forma que resulte accesible y comprensible. Por ejemplo, a un paciente diabético no le basta con decirle que controle sus niveles de azúcar en sangre; es esencial explicarle por qué es importante, cómo afectan a su organismo las fluctuaciones de los niveles de azúcar en sangre y qué medidas prácticas puede tomar para regularlos a diario. El objetivo es ayudar a los pacientes a integrar estos conocimientos en su rutina de forma fluida y autónoma.

Uno de los primeros elementos de la autogestión es **hacerse cargo de los tratamientos diarios**. Ya sea para enfermedades crónicas como la diabetes o la hipertensión, o para afecciones que requieren cuidados periódicos, los pacientes deben aprender a gestionar su tratamiento con rigor. Esto implica saber cuándo y cómo tomar su medicación, así como reconocer los posibles efectos secundarios y ajustar la dosis según las instrucciones médicas. Para ello, el asistente de cuidados desempeña un papel **de guía**, comprobando que el paciente entiende las instrucciones y sugiriendo formas de integrar estos tratamientos en la vida diaria. Por ejemplo, el uso de pastilleros, alarmas telefónicas o aplicaciones para controlar la ingesta de medicamentos puede facilitar esta tarea. Si los pacientes están bien informados y controlados, se sienten más cómodos gestionando su tratamiento de forma independiente, sabiendo que pueden consultar a su cuidador si tienen dudas o dificultades.

Otro aspecto esencial del apoyo a la autogestión es la **adaptación al estilo de vida**. Muchas enfermedades crónicas requieren cambios en los hábitos de vida, ya sea en la dieta, la actividad física o la gestión del estrés. Los cuidadores tienen un papel fundamental a la hora de apoyar y supervisar estos cambios. Tomemos el ejemplo de un paciente con hipertensión arterial: es crucial que comprenda la importancia de reducir el consumo de sal, aumentar la ingesta de frutas y verduras y hacer ejercicio con regularidad. Pero además de proporcionar información, el asistente sanitario debe ayudar al paciente **a poner en práctica** estos cambios proponiéndole objetivos alcanzables y realistas. Esto podría implicar establecer pequeños retos, como sustituir los aperitivos salados por fruta o caminar 30 minutos al día. Estos cambios, aunque accesibles, pueden tener un gran impacto en el control de la enfermedad.

En este contexto, también es esencial abordar el **seguimiento de los parámetros de salud**. Gracias a los avances tecnológicos, los pacientes pueden controlar ellos mismos en casa varios aspectos de su salud, como la tensión arterial, los niveles de azúcar en sangre y la saturación de oxígeno. Los cuidadores deben formar a los pacientes en el uso de estos dispositivos y, sobre todo, en la **lectura e interpretación de los resultados**. Es importante asegurarse de que el paciente sabe reconocer los valores normales y los que deben alertarle. Por ejemplo, un paciente diabético debe ser capaz de medirse el nivel de azúcar en sangre y saber si se encuentra dentro de los valores normales o si debe ajustar su tratamiento o consultar a un médico. Esto da mayor autonomía al paciente, al tiempo que le anima a mantenerse alerta sobre su estado de salud.

El apoyo a la autogestión no se limita al aspecto físico; también abarca la **gestión emocional de** la enfermedad. Vivir con una enfermedad crónica o gestionar tratamientos regulares puede ser una fuente de ansiedad, frustración y desánimo. Además de satisfacer las necesidades físicas, el cuidador debe ofrecer apoyo psicológico. Por ejemplo, puede ser beneficioso ayudar al paciente a controlar mejor el estrés mediante técnicas de relajación, ejercicios de respiración o la incorporación de una rutina de meditación. Animar a los pacientes a **compartir sus emociones**, ya sea con sus seres queridos o en grupos de apoyo, es también un aspecto importante de este apoyo. Al escuchar las preocupaciones de los pacientes y animarles a hablar de sus dificultades, los cuidadores pueden ayudarles a aceptar su situación y a desarrollar mecanismos de afrontamiento que les ayuden a vivir mejor con su enfermedad.

El autocuidado también significa saber cuándo **pedir ayuda**. Es esencial recordar a los pacientes que ser independiente no significa manejarlo todo por sí mismos. El papel del cuidador es infundir la confianza necesaria en el paciente para que sepa cuándo consultar a un profesional sanitario, sobre todo en caso de duda o de síntomas inusuales. Por ejemplo, un paciente que sufre insuficiencia cardíaca debe saber reconocer los signos de alarma de una exacerbación, como un aumento de la disnea o tobillos hinchados, y comprender que en estas situaciones es necesario ponerse en contacto con un médico inmediatamente.

Por último, el apoyo a la autogestión debe ser **gradual**. No todos los pacientes tienen la misma capacidad de adaptación ni la misma confianza en sí mismos para gestionar su salud de forma independiente. Por tanto, es esencial adaptar el apoyo a las capacidades y el ritmo de cada individuo. Para algunos, será posible delegar gran parte de la gestión de la salud rápidamente, mientras que otros necesitarán un apoyo continuo y un seguimiento regular para sentirse cómodos. Es fundamental que el cuidador sea flexible y adapte sus intervenciones en función de los progresos del paciente, al tiempo que mantiene un diálogo constante para garantizar que el paciente se sienta respaldado en su camino.

3. **Formación para progresar en la profesión de auxiliar de enfermería**
   ◦ Acceso a las especialidades

La especialización en asistencia sanitaria es una vía esencial para los profesionales sanitarios que desean ampliar sus competencias, adquirir conocimientos de vanguardia y responder a las necesidades cada vez más complejas de los pacientes. La especialización no sólo permite profundizar en una disciplina médica concreta, sino también participar en un proceso dinámico de desarrollo personal y profesional. En un momento en el que los avances tecnológicos, científicos y terapéuticos avanzan rápidamente, la especialización se ha convertido en una palanca esencial para mejorar la calidad de la asistencia, al tiempo que abre nuevas perspectivas profesionales a los profesionales sanitarios.

El primer paso hacia una especialización suele estar motivado por **el deseo de profundizar en un conocimiento o una pasión por un campo concreto**. Ya se trate de oncología, pediatría, geriatría, cardiología o urología, cada especialización ofrece la oportunidad de profundizar en una disciplina médica y adquirir competencias específicas que permitan responder mejor a los retos clínicos a los que se enfrentan los pacientes. Para un profesional sanitario, la decisión de especializarse es también una oportunidad de centrarse en patologías, tratamientos o tipos de cuidados que requieren conocimientos particulares. Por ejemplo, una enfermera especializada en cuidados intensivos adquiere competencias únicas en el cuidado de enfermos graves, mientras que un auxiliar de cuidados formado en gerontología puede prestar un apoyo óptimo a los ancianos frágiles.

Llegar a ser especialista requiere una **formación continua y en profundidad**. En muchos sistemas sanitarios, esto implica programas de formación especializada, certificación, prácticas y, a menudo, un examen final para validar las competencias adquiridas. Los cuidadores pueden seguir cursos específicos que les permitan dominar los aspectos teóricos y prácticos de su especialidad. Esta formación, que puede durar varios meses o años según la especialidad, combina cursos académicos y periodos de prácticas en un entorno clínico, bajo la supervisión de profesionales experimentados. Por ejemplo, para un profesional sanitario que desee especializarse en **reanimación médica**, la formación incluirá la familiarización con los equipos más avanzados utilizados en cuidados intensivos, el aprendizaje de protocolos complejos, así como estancias en hospitales para adquirir una experiencia práctica esencial.

Uno de los aspectos decisivos del itinerario de especialización es la importancia de la **tutoría y el aprendizaje en el puesto de trabajo**. Además de los conocimientos académicos, la especialización implica una inmersión gradual en la práctica asistencial, donde los cuidadores aprenden de profesionales experimentados. Este proceso de tutoría es fundamental, ya que les permite adquirir habilidades sutiles que son difíciles de enseñar únicamente en un contexto teórico. Observando, haciendo preguntas y participando activamente en los cuidados en una sala especializada, los enfermeros en prácticas pueden perfeccionar sus habilidades, desarrollar su capacidad de análisis clínico y aprender a gestionar situaciones de crisis o casos complejos. En disciplinas como la neonatología, donde cada gesto debe ser preciso y medido, aprender haciendo es esencial para desarrollar la destreza y la capacidad de reacción necesarias.

La especialización también abre la puerta a **nuevas oportunidades profesionales**. Los cuidadores especializados están muy solicitados en servicios hospitalarios, centros de atención especializada, clínicas privadas y centros de rehabilitación. La experiencia en un campo concreto permite destacar en el mercado laboral y optar a puestos más específicos y mejor remunerados. Además, en algunos sistemas sanitarios, la especialización puede ofrecer oportunidades de progresión en la jerarquía profesional, lo que permite al cuidador asumir más responsabilidades o convertirse en un referente en su campo. Por ejemplo, una enfermera especializada en **anestesia** no sólo puede trabajar en quirófanos, sino también desempeñar un papel clave en el tratamiento del dolor postoperatorio y los cuidados críticos.

La especialización es también una forma de **responder a la evolución de las necesidades de la población**. Con el envejecimiento de la población, el aumento de las enfermedades crónicas y los avances tecnológicos en los cuidados, las especialidades médicas están llamadas a diversificarse y adaptarse. Los cuidadores deben ser capaces de hacer frente a situaciones complejas y a patologías más frecuentes en las poblaciones que envejecen, como las enfermedades neurodegenerativas y el cáncer. Por ejemplo, una especialización en **oncología** permite a un cuidador conocer los últimos tratamientos, como la inmunoterapia o la terapia dirigida, y ofrecer un apoyo holístico a los pacientes a lo largo de todo su recorrido, desde la fase de diagnóstico hasta los cuidados paliativos.

Uno de los principales retos a la hora de acceder a la especialización es la **formación continua**. En un campo tan dinámico como la asistencia sanitaria, los conocimientos evolucionan rápidamente y surgen nuevas técnicas y protocolos con regularidad. Por ello, los cuidadores especializados deben participar en un proceso de formación continua para mantenerse al día de los avances en su disciplina. Esto puede implicar la asistencia a **congresos médicos**, seminarios, cursos de formación en línea o la lectura de artículos científicos. Por ejemplo, un cuidador especializado en **cardiología** tendrá que mantenerse al día de los nuevos tratamientos para la insuficiencia cardiaca o de los avances en cirugía cardiaca mínimamente invasiva. Esta capacidad de aprendizaje continuo es esencial para garantizar una asistencia de calidad y seguir siendo competitivo en un campo en constante evolución.

Por último, especializarse no significa limitarse a un campo estrecho; al contrario, significa **ampliar los horizontes** colaborando con otras especialidades médicas. La asistencia sanitaria moderna se basa cada vez más en un enfoque multidisciplinar, en el que especialistas de distintos campos trabajan juntos para ofrecer una atención integral y coordinada a los pacientes. Un especialista en urología, por ejemplo, colabora a menudo con oncólogos, radiólogos y nutricionistas para elaborar planes de tratamiento individualizados para pacientes con cáncer de próstata. Esta colaboración interdisciplinar no sólo enriquece las competencias del cuidador, sino que también contribuye a mejorar la calidad de la asistencia y a garantizar un tratamiento integral y personalizado.

○ Perspectivas profesionales en el servicio de urología

Las perspectivas profesionales en el departamento de urología son amplias y variadas, y ofrecen a los profesionales sanitarios muchas oportunidades de desarrollarse, especializarse y contribuir a ámbitos asistenciales en constante evolución. La urología, que se ocupa de los trastornos del aparato urinario en hombres y mujeres, así como de los trastornos relacionados con los órganos genitales masculinos, es una especialidad médica clave. Abarca áreas tan diversas como el tratamiento de las infecciones urinarias, la oncología urológica, la cirugía de próstata, el tratamiento de la incontinencia y el trasplante de riñón. Para médicos, enfermeros y auxiliares sanitarios, trabajar en este sector ofrece oportunidades de promoción y especialización en respuesta a los retos que plantean el envejecimiento de la población y el aumento de las enfermedades crónicas.

Para los **médicos**, las perspectivas profesionales en urología son especialmente prometedoras. Tras estudiar medicina general, los futuros urólogos siguen una formación especializada, a menudo acompañada de un periodo de residencia hospitalaria, durante el cual adquieren experiencia práctica en las diversas facetas de la urología. A continuación, la carrera de un urólogo puede evolucionar hacia diversas subespecialidades en función de sus intereses y de las necesidades de los pacientes. Por ejemplo, un médico puede optar por especializarse en **oncología urológica**, un campo en rápida expansión debido a la prevalencia del cáncer de próstata y los tumores renales. Esta elección le permite trabajar en tratamientos de vanguardia, como la cirugía robótica o la inmunoterapia, en colaboración con otros especialistas como oncólogos y radioterapeutas.

Los urólogos también pueden dedicarse a la **cirugía reconstructiva** o al **trasplante renal**, dos especialidades que combinan conocimientos quirúrgicos avanzados con un tratamiento multidisciplinar de los pacientes. El trasplante renal, por ejemplo, requiere una estrecha colaboración con nefrólogos, inmunólogos y equipos de cuidados intensivos para garantizar el éxito de la operación y el seguimiento a largo plazo de los pacientes trasplantados. Esta especialización permite intervenir en situaciones críticas, pero también devolver una importante calidad de vida a los pacientes que padecen insuficiencia renal terminal.

Para los **enfermeros especializados en urología**, las perspectivas profesionales son igual de atractivas. Las enfermeras desempeñan un papel fundamental en el cuidado de los pacientes de urología, ya sea en el hospital, en régimen ambulatorio o a domicilio. Su papel va mucho más allá de los cuidados básicos, ya que a menudo son responsables de la **educación terapéutica**, ayudando a los pacientes a comprender su tratamiento, a manejar dispositivos médicos como las sondas urinarias y a reconocer signos de complicaciones. Las enfermeras también pueden especializarse en áreas específicas como **el tratamiento de la incontinencia**, trabajando con pacientes que sufren trastornos urinarios posquirúrgicos o relacionados con la edad, sobre todo en salas geriátricas.

Gracias a la especialización, los enfermeros pueden adquirir **competencias técnicas** muy específicas, como la asistencia en cirugía urológica compleja o la gestión de los cuidados postoperatorios en unidades de cirugía mínimamente invasiva. El desarrollo de la cirugía robótica en urología, por ejemplo, ha abierto nuevas oportunidades para las enfermeras especializadas, que ahora están capacitadas para trabajar en estrecha colaboración con los cirujanos durante estas operaciones de alta precisión. Las enfermeras también pueden participar en **los equipos de cuidados paliativos**, donde desempeñan un papel crucial en el apoyo a los pacientes con cáncer urológico avanzado, proporcionándoles control del dolor y apoyo psicológico.

Para los **auxiliares de enfermería**, el servicio de urología también ofrece interesantes perspectivas, sobre todo en lo que se refiere a los cuidados cotidianos de los pacientes. Los auxiliares de enfermería, que a menudo trabajan en estrecha colaboración con enfermeros y médicos, son responsables de muchos aspectos de los cuidados básicos, pero su papel no se limita a eso. En un servicio de urología, participan activamente en el **seguimiento de los pacientes tras una intervención quirúrgica**, en la gestión de las sondas urinarias y en la educación de los pacientes sobre los cuidados a domicilio, sobre todo en caso de patologías crónicas. Su trabajo requiere una vigilancia constante, sobre todo para prevenir infecciones, vigilar las heridas y ayudar a los pacientes en su rutina diaria.

El desarrollo profesional de los auxiliares de enfermería también puede implicar una formación adicional que les permita **especializarse en determinados tipos de cuidados**, como la gestión de dispositivos médicos invasivos o los cuidados paliativos en urología. Los auxiliares de cuidados también pueden convertirse en **referentes de urología** dentro de su departamento, lo que les permite coordinar los cuidados, supervisar a los nuevos cuidadores y mejorar las prácticas cotidianas. Esta especialización les aporta una experiencia inestimable, que puede llevarles a asumir mayores responsabilidades, sobre todo en materia de coordinación de equipos.

Además de las perspectivas puramente clínicas, el campo de la urología también ofrece oportunidades profesionales en **investigación** y **docencia**. Los constantes avances en el tratamiento de las patologías urológicas, como las nuevas técnicas de cirugía robótica o los avances en inmunoterapia para el cáncer de próstata, requieren profesionales sanitarios formados en investigación clínica. Trabajar en investigación en urología permite estar a la vanguardia de la innovación médica, contribuyendo al desarrollo de nuevos tratamientos y participando en ensayos clínicos. Los urólogos, enfermeros y otros profesionales sanitarios especializados también pueden desempeñar un papel esencial en la docencia, transmitiendo sus conocimientos y habilidades a las nuevas generaciones de cuidadores a través de programas de formación continua o en las facultades de medicina y enfermería.

Paralelamente, las **carreras** de **gestión** y **administración sanitarias** también son opciones para los profesionales con experiencia en el campo de la urología. Con la creciente necesidad de atención especializada y el envejecimiento de la población, la gestión de los servicios urológicos se está convirtiendo en un reto importante para hospitales y clínicas. Los profesionales sanitarios que han adquirido una sólida experiencia clínica pueden progresar hacia puestos de coordinación, gestión de departamentos o gestión de proyectos sanitarios, desempeñando un papel clave en la optimización de los recursos y la mejora de la calidad de la asistencia ofrecida.